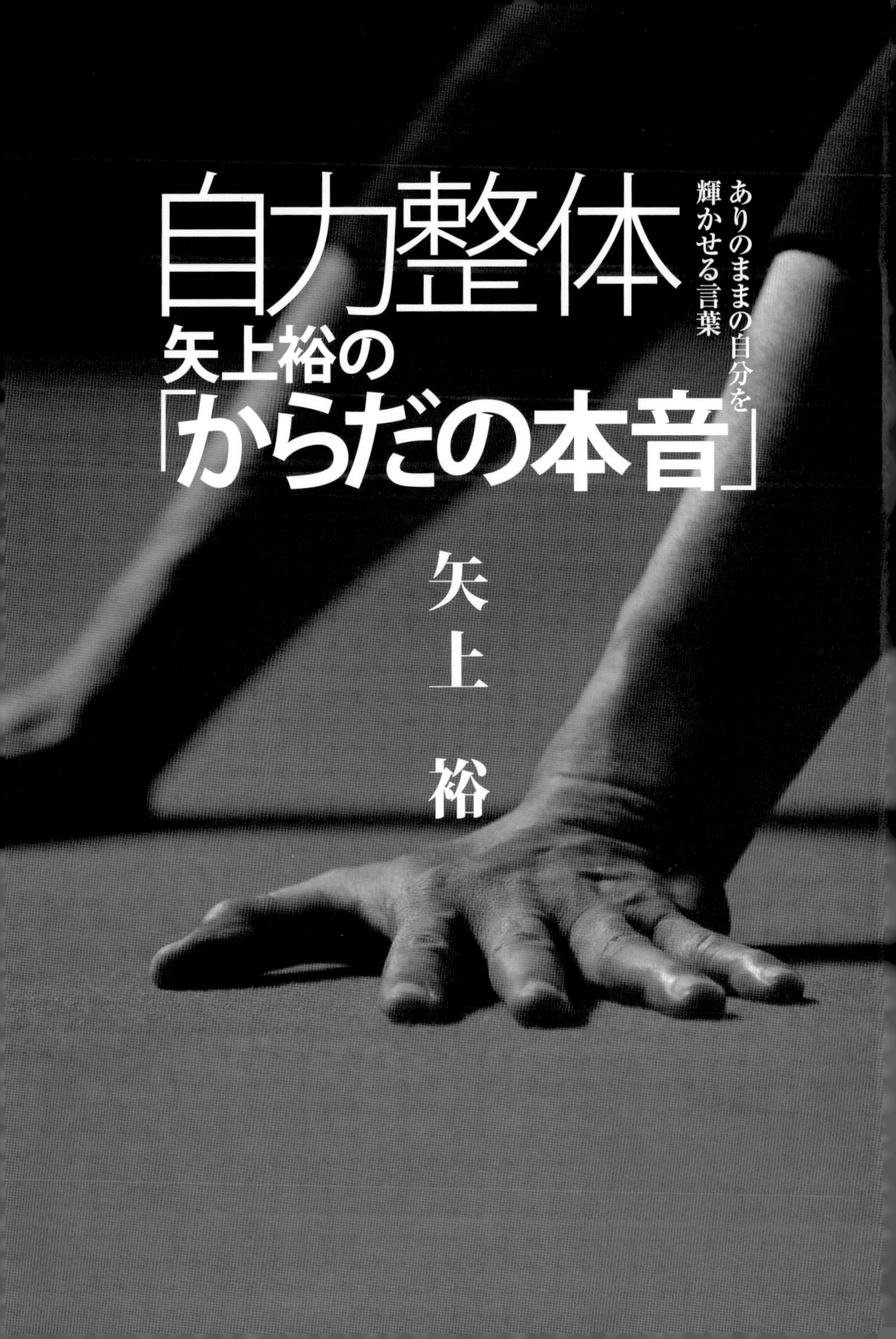

自力整体
矢上裕の「からだの本音」

ありのままの自分を
輝かせる言葉

矢上 裕

自力整体

矢上裕の「からだの本音」

ありのままの自分を輝かせる言葉

装丁　鰹谷英利

はじめに

私の職業は予防医学の研究者です。二十一歳から始め、キャリアはかれこれ三十四年になろうとしています。

予防医学の研究とは病気にならないためにはどういう生活、食べ方、からだの使い方、こころの守り方をすればよいのか、という研究です。私はそのために、自力整体整食法を考案して本などを書いていますので、私のことを自力整体の創始者と見る方が多いのですが、自力整体は予防医学のひとつのメソッドであって、私の本業は予防医学の研究です。

「どうしたら、人は、健康に幸せに、生きることができるのか」を求めているなかで、この自然界には一定の法則があるということに気づきました。その自然法則は、健康の法則だけでなく、才能の開花の法則であり、成功の法則であり、人間関係の改善など幸せの法則であり、自分の人生を「自分の思うとおりに生きる」ことのできるマニュアルなのです。

現代人はこの自然法則に逆らった考え方や生活をするから、悩み苦しみ、病を自ら生み出しているということに気づいたのです。もし、人間を含めてあらゆる生命をつくった、生命製作者がいるとすれば、彼（彼女でしょうか）はこの法則集を片手に持ちながら、生命活動を営むすべてのものをつくり上げたのではないか、そう思うのです。これは自然法則集として、ぜひ残しておきたいと思ったのです。

三十四年間の健康探しの旅の途中で、神様という生命製作者から気づかされたインスピレーションの数々を、詩に託して紹介したいと思っていたところ、サンガの編集者の方とめぐり合い、実現したのがこの本です。枕元に置いて、睡眠薬代わりに読んでいただくと効果がとても高い本です。

本編に入る前に、自力整体、整食、整心法がどういうものか、基本的なところを説明しておきます。自力整体、整食、整心法は、簡単に言うと東洋医学の気の思想をベースにつくった、からだのほぐし方、食べ方、こころの安定法を総合した健康法です。

東洋医学では気という宇宙エネルギーを、生命活動エネルギーに転換して、人は生きていると考えます。そのエネルギーは筋肉を動かし、食事をし、感情、思考活動に使われている、というのが東洋の生命観です。そして現代人は筋肉の緊張、慢性的な食べすぎ、慢性的な考えごとや感情の乱れで、無駄なエネルギーを消耗しています。自力整体とは、この生命エネルギーの通路である筋肉の緊張をほぐして、エネルギーブロックを解き、からだの隅々までエネルギーを行き渡らせる技術です。

整食法とは、からだが生きていくのに最低限の食事をすることが、健康と老化防止にとって、とても大切だと考えるものです。現代人の食事を見てみると、朝、昼、夜と一日三回とるのがよいとされています。しかしこの食生活では、人体が必要としている栄養の十倍は摂取しているといわれます。あとの九割は食物を消化し、排泄するのに費やされます。莫大なエネルギーの浪費です。このために現代人の内臓や筋肉は急速に老化しています。整食法では普通、朝から何も食べないで働き、仕事が終わってからその日の最初の食事をとることを勧めています。食事をとらない時間中におなかが空いたら、炭水化物を少しとか、スープにするとか、消化するのに内臓に負担のかからないような、工夫をします。これを整食法といいます。

最後に整心法というのがあります。「考えごと」もエネルギーを使うことです。考えごとにエネルギーを使えば「こころ」がすり減ります。そういうエネルギーの使い方をしない生活方法のことを整心法といっているのです。

この本に書いているいろいろなアドバイスは、こころをすり減らし、感情の乱れで大切な生命エネルギーを浪費しない生き方のコツです。これは自力整体の核になるものです。ここからエネルギーの無駄使いをやめるいろいろな方法が展開していきます。筋肉の緊張で失われるエネルギーを自力整体で防ぎ、食事で失われるエネルギーを整食法で防ぎ、感情の乱れで失うエネルギーを整心法で防ぎます。こうして身心を総合的にとらえて、生命力に満ちたこころとからだづくりを目指すのが、自力整体、整食、整心法です。

この本は三十四年にわたる予防医学の研究中に、インスピレーションがあったり、いろいろな人を観察しているうちに私が発見したことがらを、詩のような短い文章にまとめたものです。さらに日々の思いや発見をまとめてエッセイに仕立ててみました。この本で私の考え方、自力整体の根本がご理解いただけると思います。

自力整体
矢上裕の「からだの本音」

ありのままの自分を輝かせる言葉

［目次］

写真　聡明堂
イラスト　丸山顕子
協力　髙田卓弥
㈲Ｋ２バード

第一部　こころの言葉　からだの言葉

からだ　いのち　こころ

私たちのからだは　三層構造になっている

目に見える物質　肉体のからだ

目に見えないエネルギーとしての　いのちのからだ

そして目に見えない　こころのからだ

からだを　いのちという生命力が動かしている

生命力は　こころの状態で変わる

こころの表現の道具が　からだなのだ

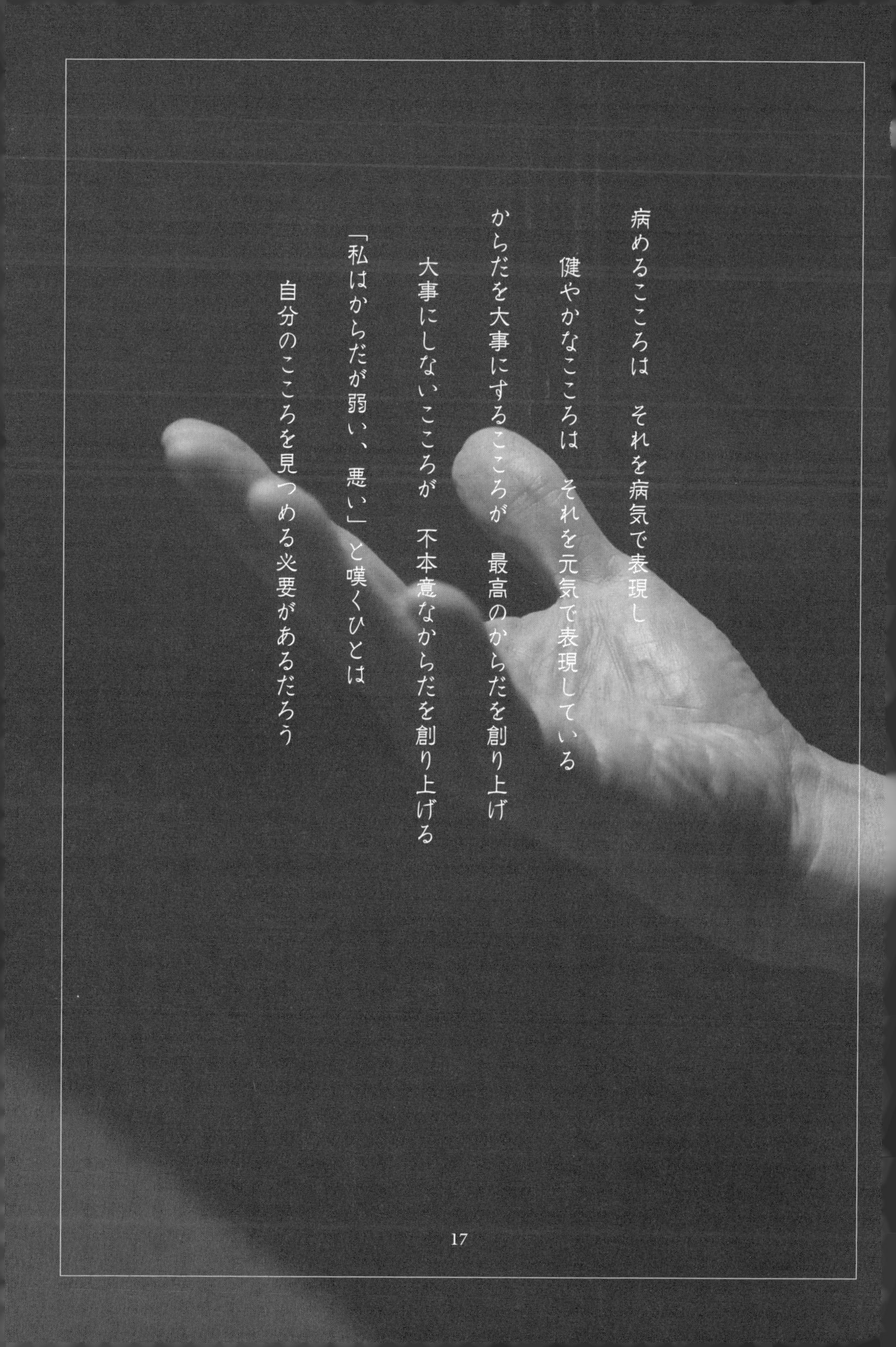

病めるこころは　それを病気で表現し

健やかなこころは　それを元気で表現している

からだを大事にするこころが　最高のからだを創り上げ

大事にしないこころが　不本意なからだを創り上げる

「私はからだが弱い、悪い」と嘆くひとは

自分のこころを見つめる必要があるだろう

自己表現は健康法

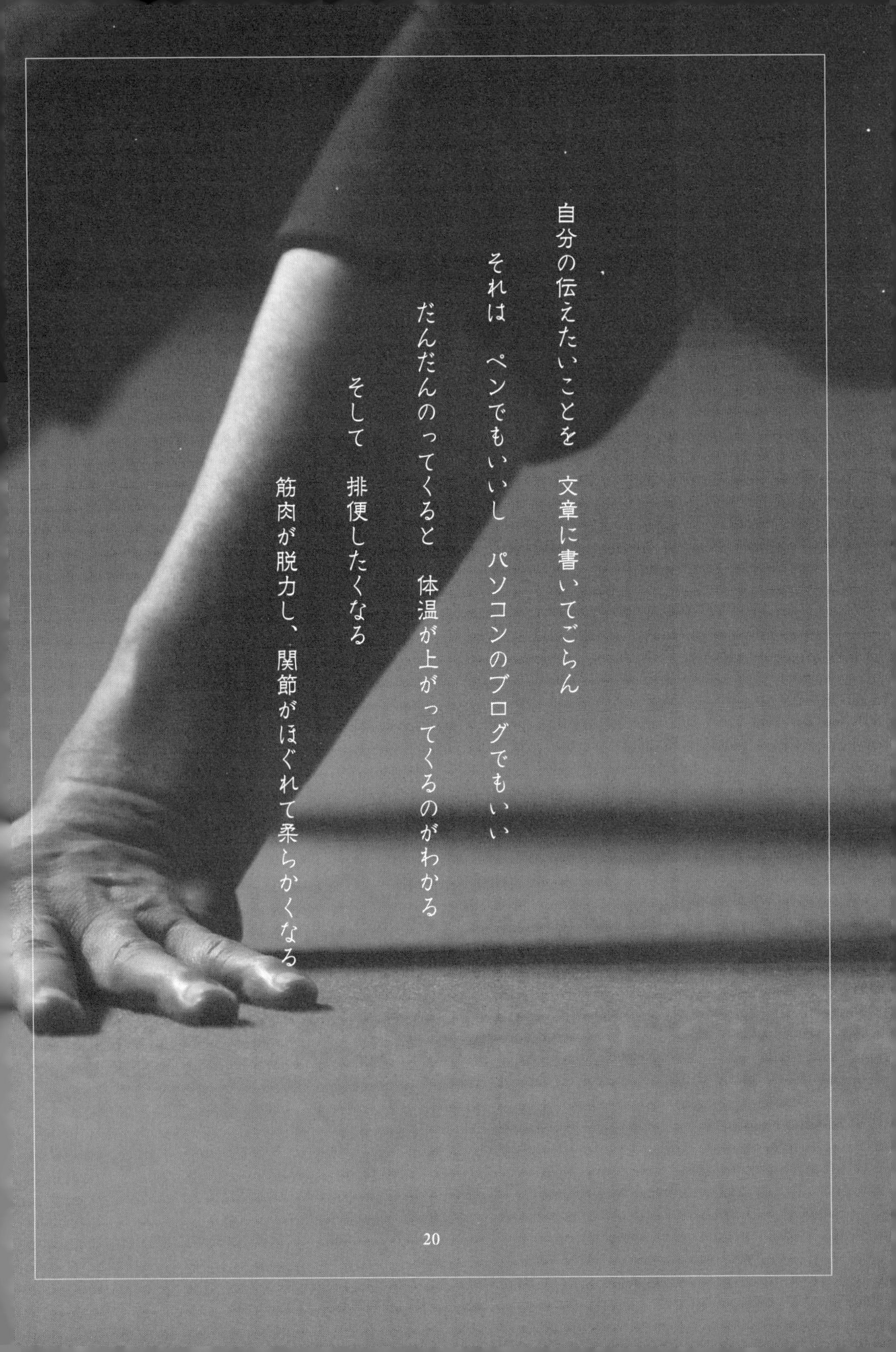

自分の伝えたいことを　文章に書いてごらん

それは　ペンでもいいし　パソコンのブログでもいい

だんだんのってくると　体温が上がってくるのがわかる

そして　排便したくなる

筋肉が脱力し、関節がほぐれて柔らかくなる

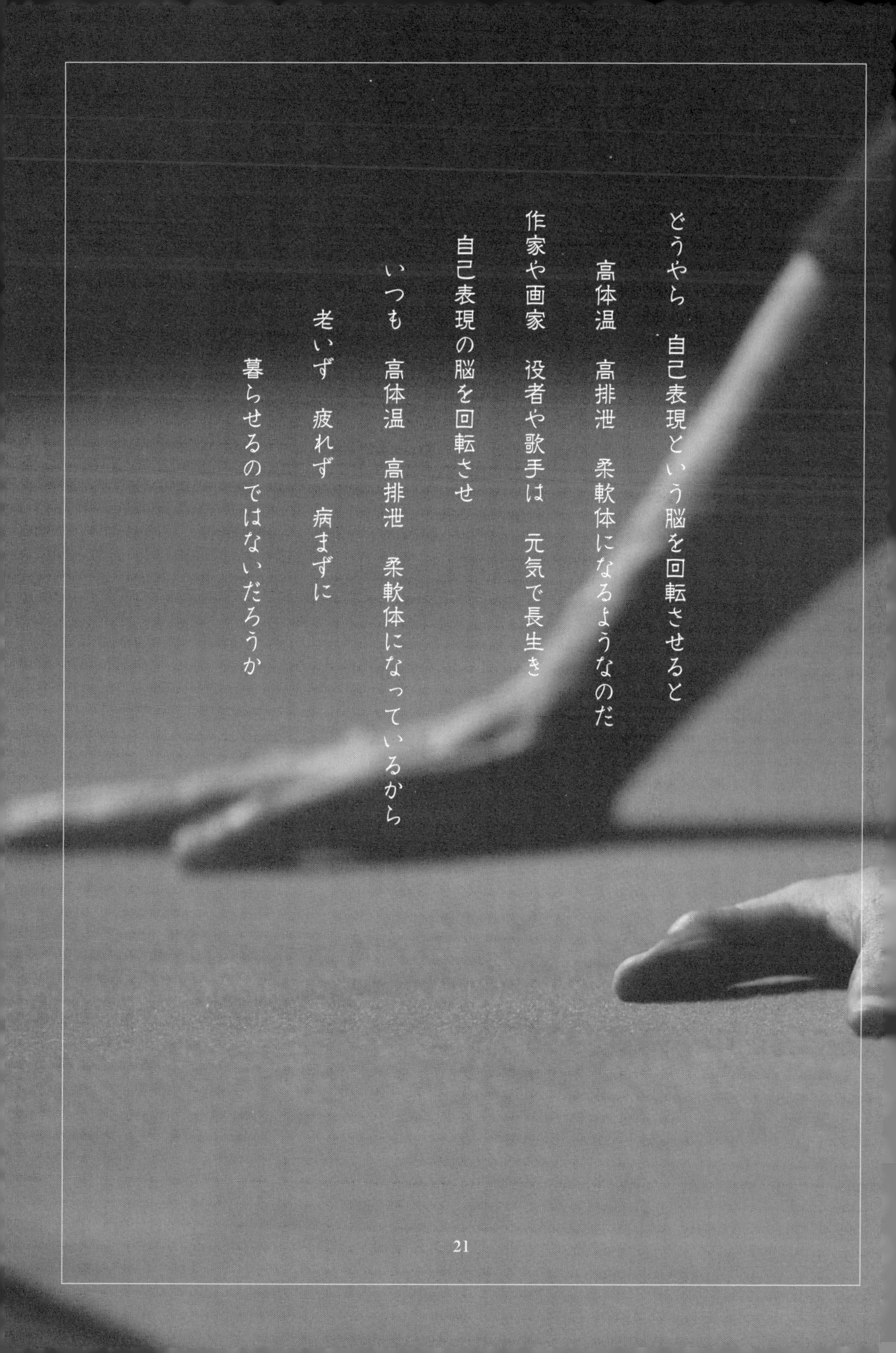

どうやら　自己表現という脳を回転させると
　高体温　高排泄　柔軟体になるようなのだ
作家や画家　役者や歌手は　元気で長生き
自己表現の脳を回転させ
　いつも　高体温　高排泄　柔軟体になっているから
　　老いず　疲れず　病まずに
　　　暮らせるのではないだろうか

節制

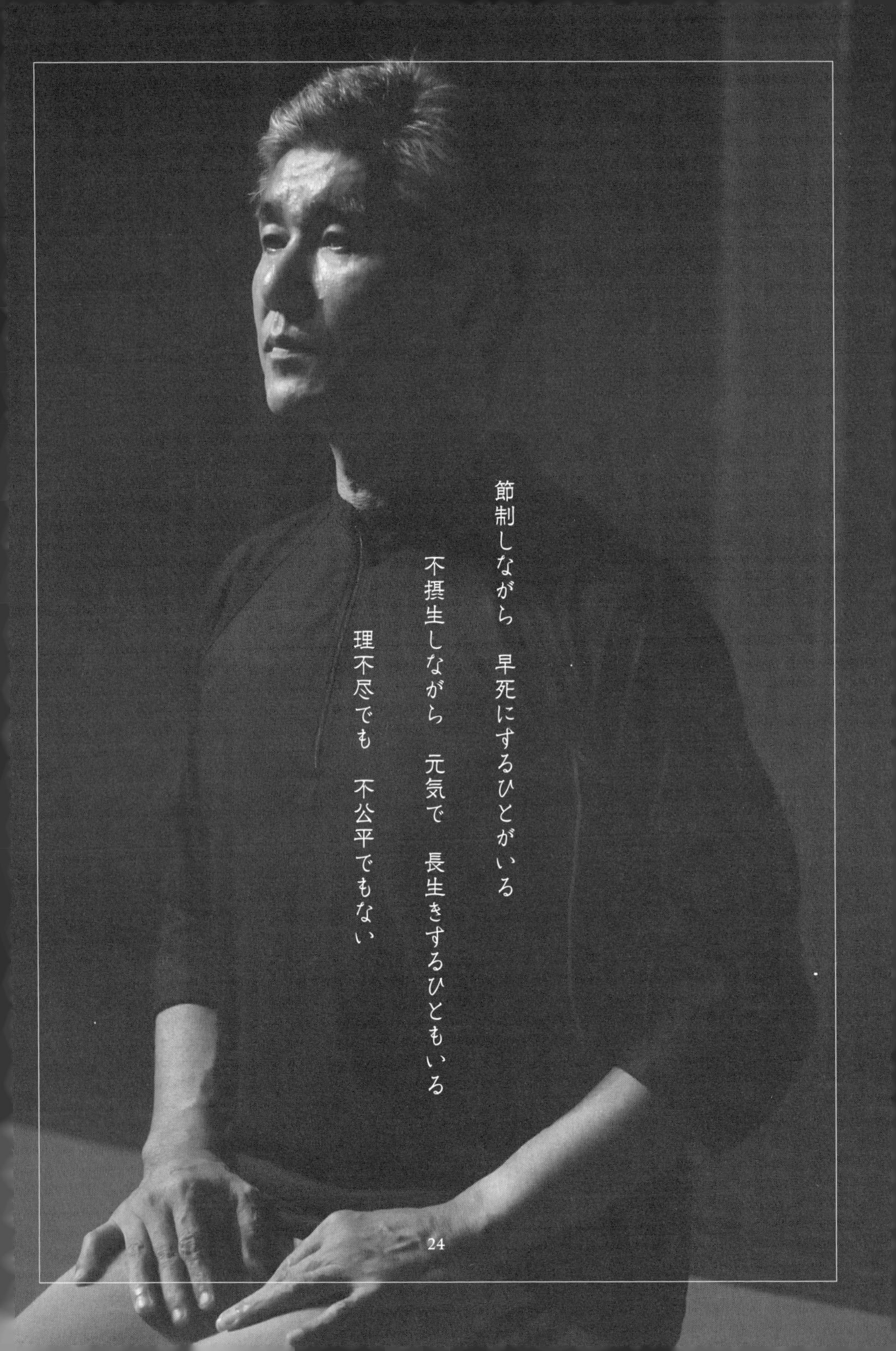

節制しながら　早死にするひとがいる

不摂生しながら　元気で　長生きするひともいる

理不尽でも　不公平でもない

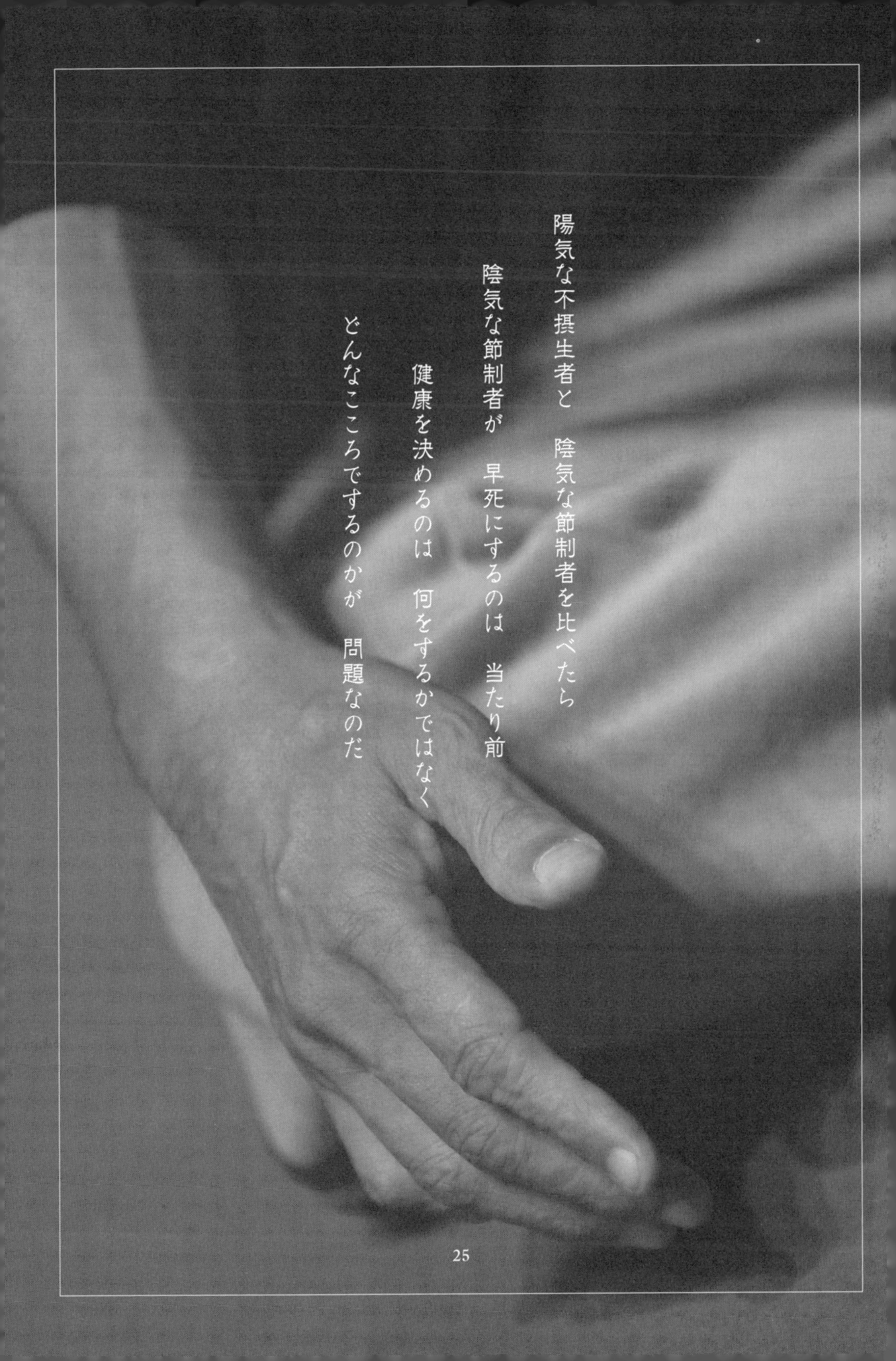

陽気な不摂生者と　陰気な節制者を比べたら
陰気な節制者が　早死にするのは　当たり前
健康を決めるのは　何をするかではなく
どんなこころでするのかが　問題なのだ

痛み

頭の痛みは　胃が疲れてるので食べないで　のサイン
生理の痛みは　もうすぐ出血ですよ　のサイン
陣痛の痛みは　もうすぐ出産ですよ　のサイン
ぎっくり腰の痛みは　もうすぐ腰が整体されますよ　のサイン
風邪の頭痛は　頭蓋骨の調整中ですよ
　すんだら　眠りが深くなりますよ
風邪の咳は　肋骨の調整中ですよ
　すんだら呼吸が深くなりますよ

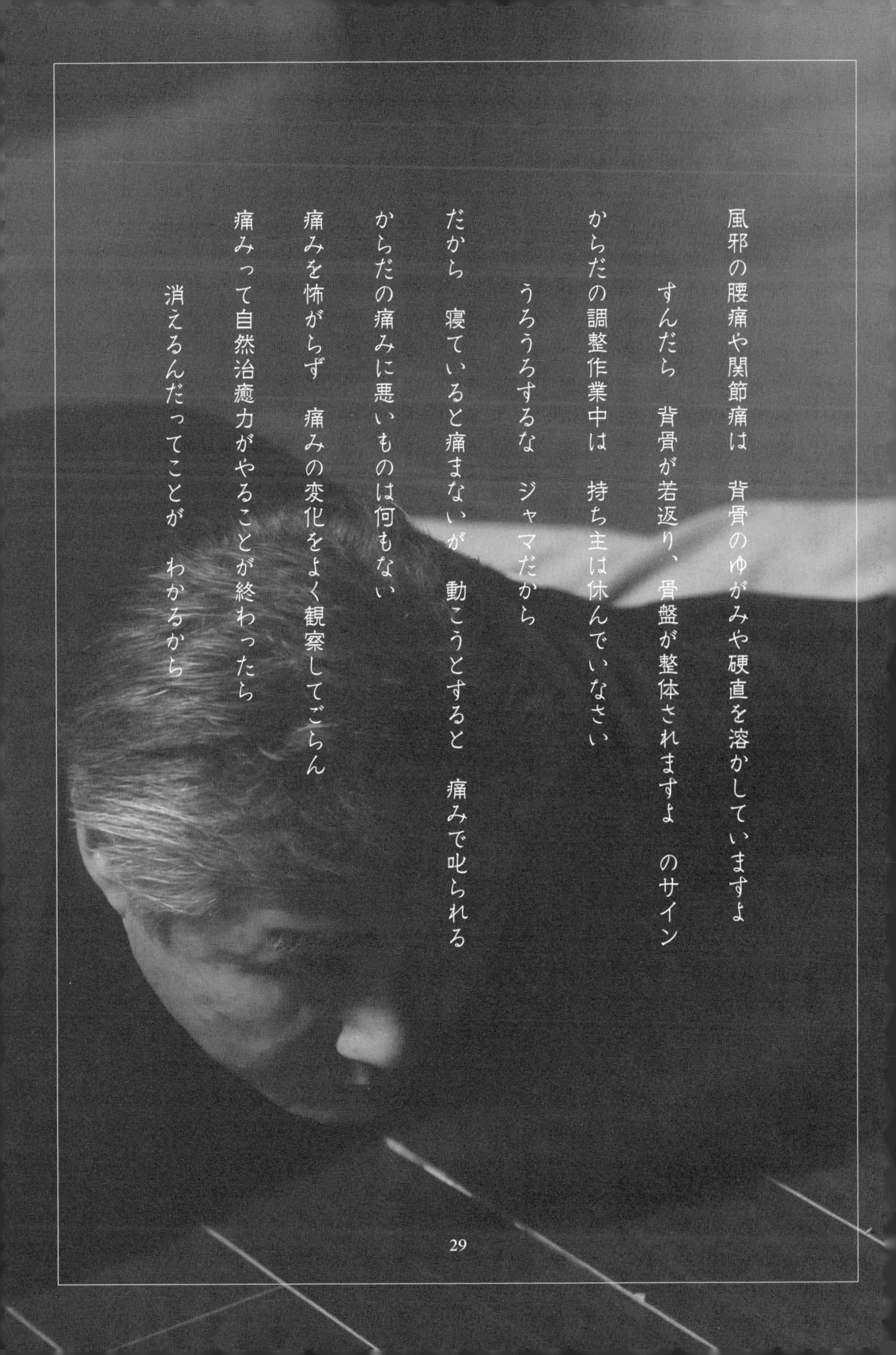

風邪の腰痛や関節痛は　背骨のゆがみや硬直を溶かしていますよ
　すんだら　背骨が若返り、骨盤が整体されますよ　のサイン

からだの調整作業中は　持ち主は休んでいなさい
　うろうろするな　ジャマだから

だから　寝ていると痛まないが　動こうとすると　痛みで叱られる

からだの痛みに悪いものは何もない

痛みを怖がらず　痛みの変化をよく観察してごらん

痛みって自然治癒力がやることが終わったら
　消えるんだってことが　わかるから

生活習慣病

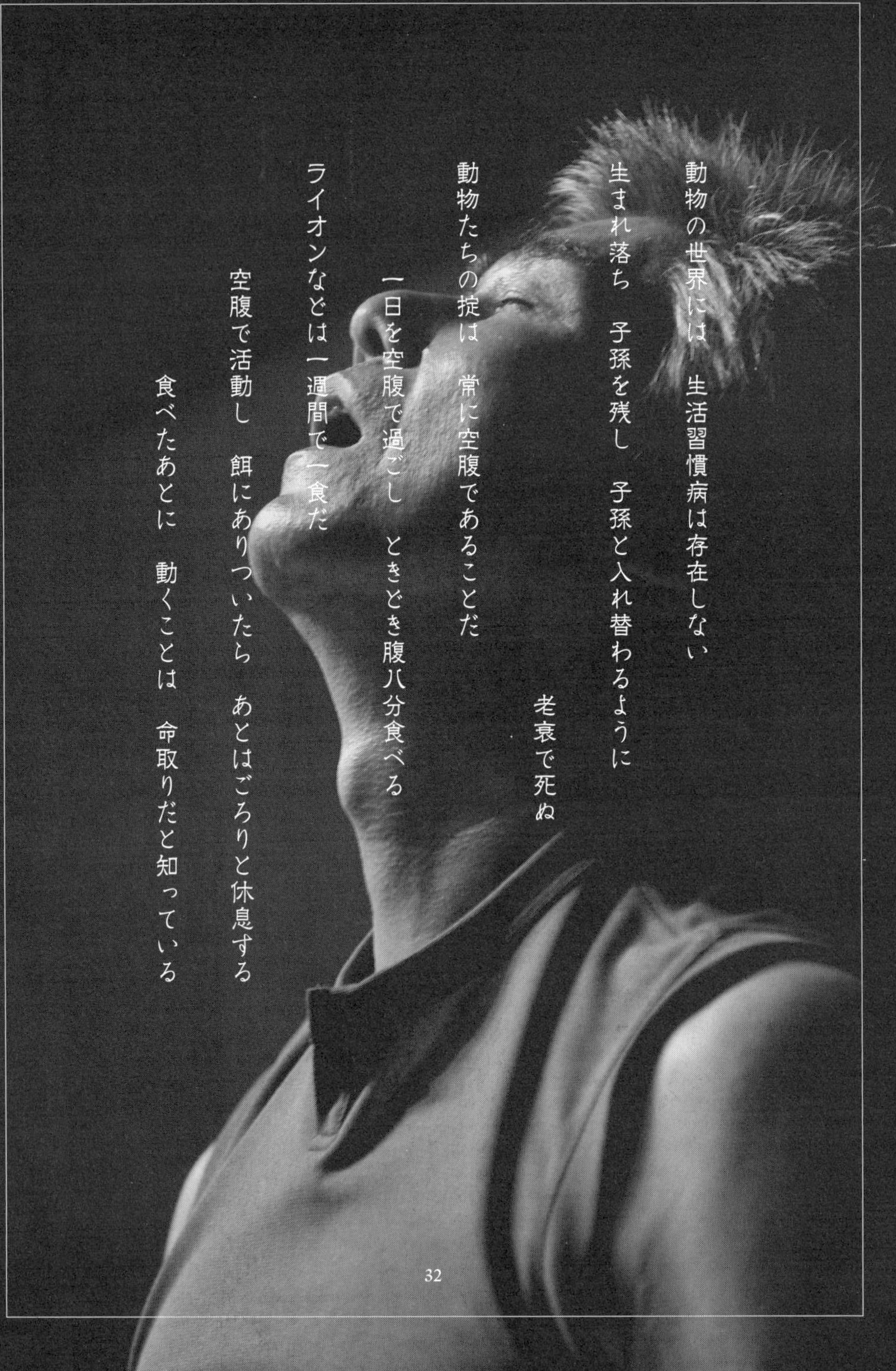

動物の世界には　生活習慣病は存在しない
生まれ落ち　子孫を残し　子孫と入れ替わるように
老衰で死ぬ

動物たちの掟は　常に空腹であることだ
一日を空腹で過ごし　ときどき腹八分食べる
ライオンなどは一週間で一食だ
空腹で活動し　餌にありついたら　あとはごろりと休息する
食べたあとに　動くことは　命取りだと知っている

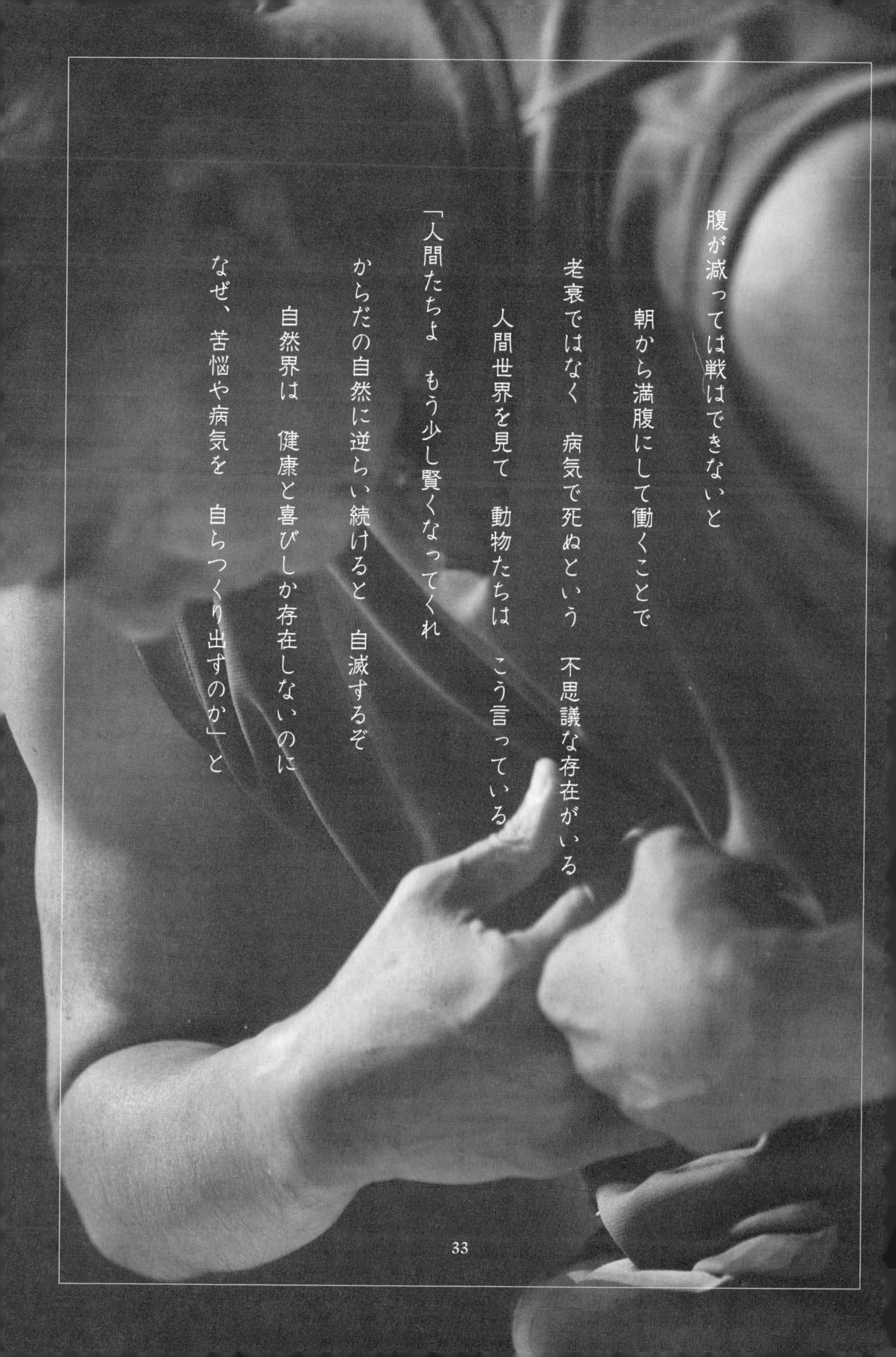

腹が減っては戦はできないと

朝から満腹にして働くことで

老衰ではなく　病気で死ぬという　不思議な存在がいる

人間世界を見て　動物たちは　こう言っている

「人間たちよ　もう少し賢くなってくれ

からだの自然に逆らい続けると　自滅するぞ

自然界は　健康と喜びしか存在しないのに

なぜ、苦悩や病気を　自らつくり出すのか」と

子どもへの遺言

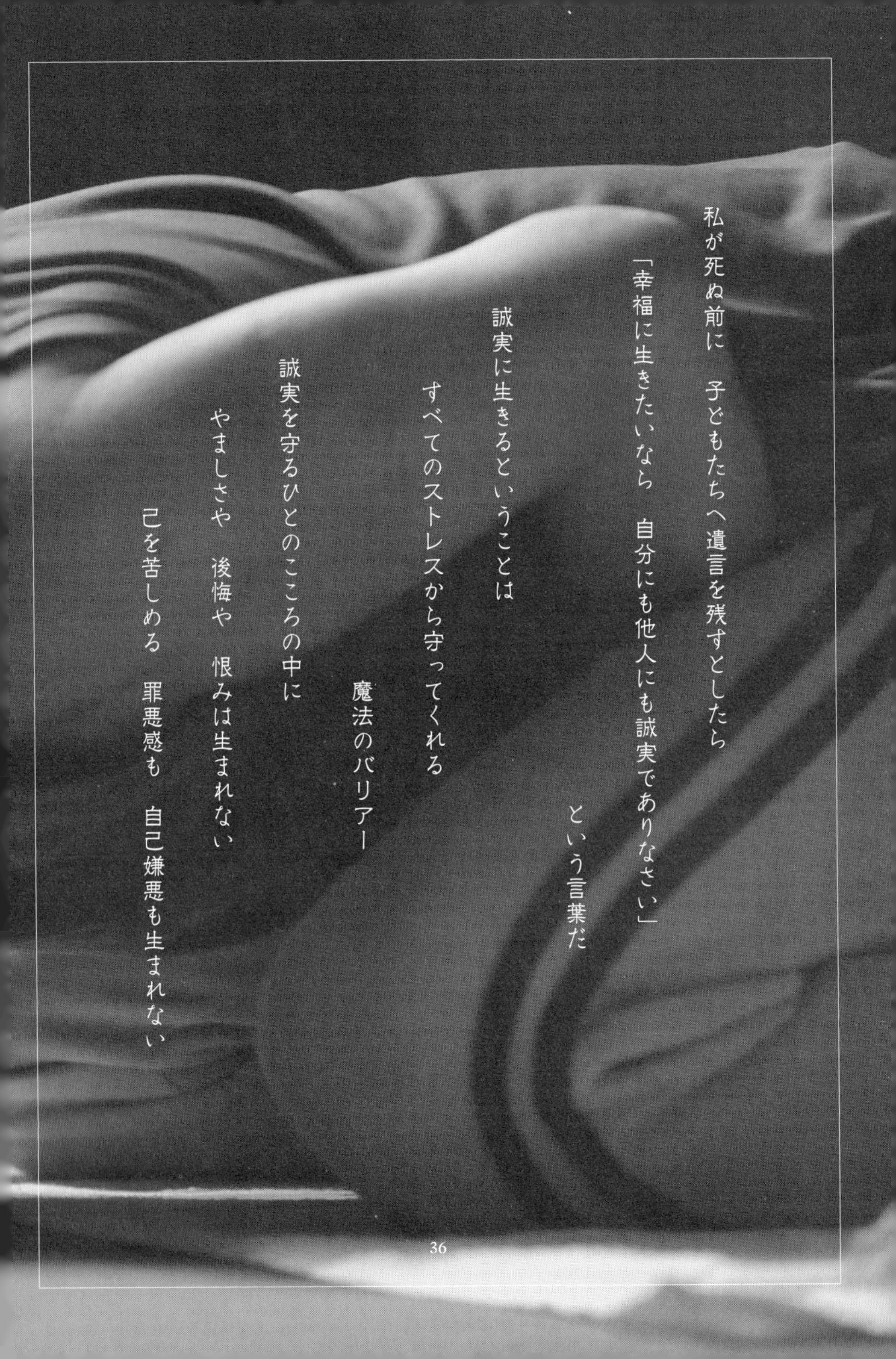

私が死ぬ前に　子どもたちへ遺言を残すとしたら
「幸福に生きたいなら　自分にも他人にも誠実でありなさい」
という言葉だ

誠実に生きるということは
すべてのストレスから守ってくれる
魔法のバリアー

誠実を守るひとのこころの中に
やましさや　後悔や　恨みは生まれない
己を苦しめる　罪悪感も　自己嫌悪も生まれない

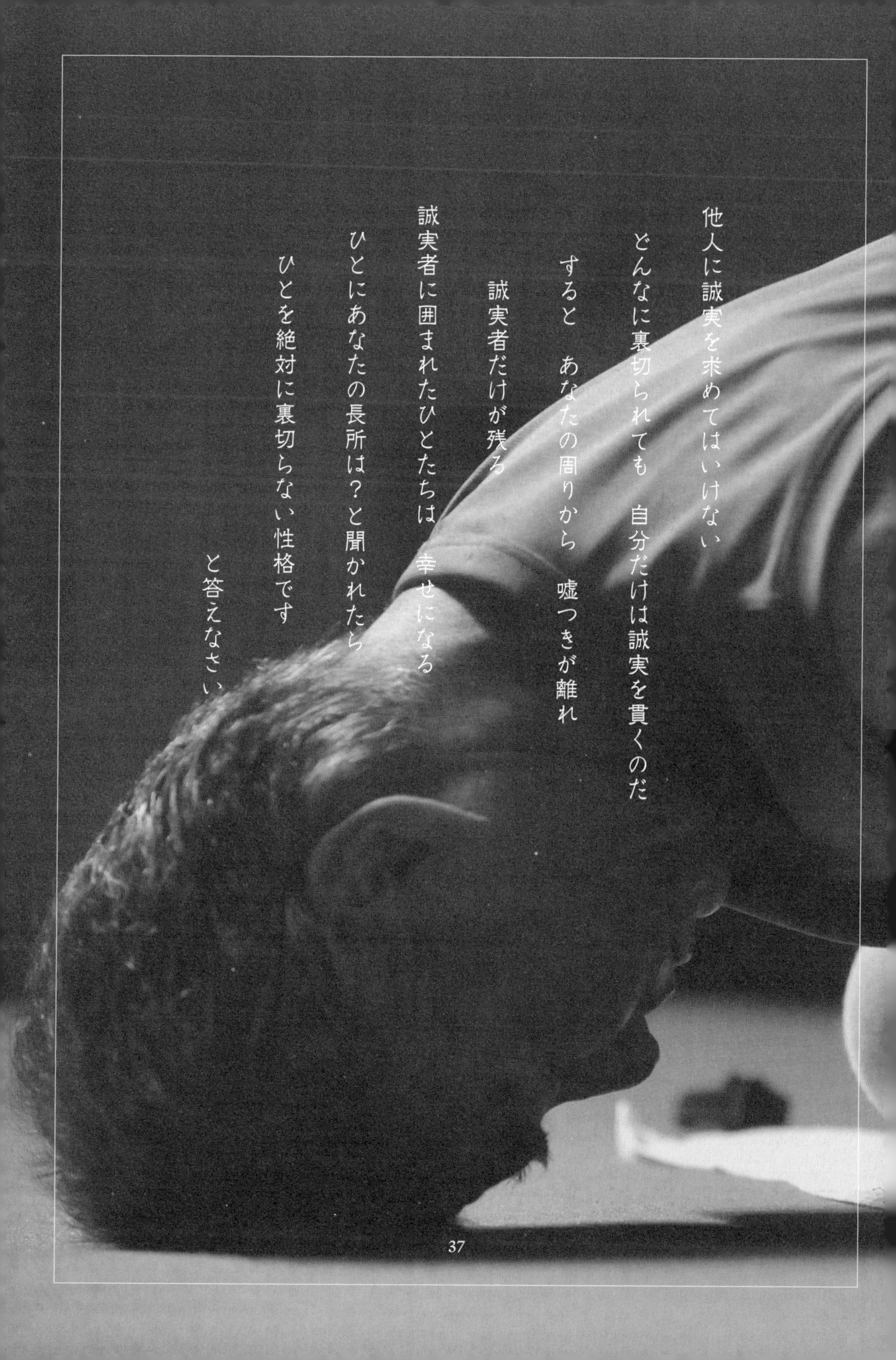

他人に誠実を求めてはいけない
どんなに裏切られても　自分だけは誠実を貫くのだ
すると　あなたの周りから　嘘つきが離れ
　誠実者だけが残る
誠実者に囲まれたひとたちは　幸せになる
ひとにあなたの長所は？と聞かれたら
ひとを絶対に裏切らない性格です
　　と答えなさい

誓い

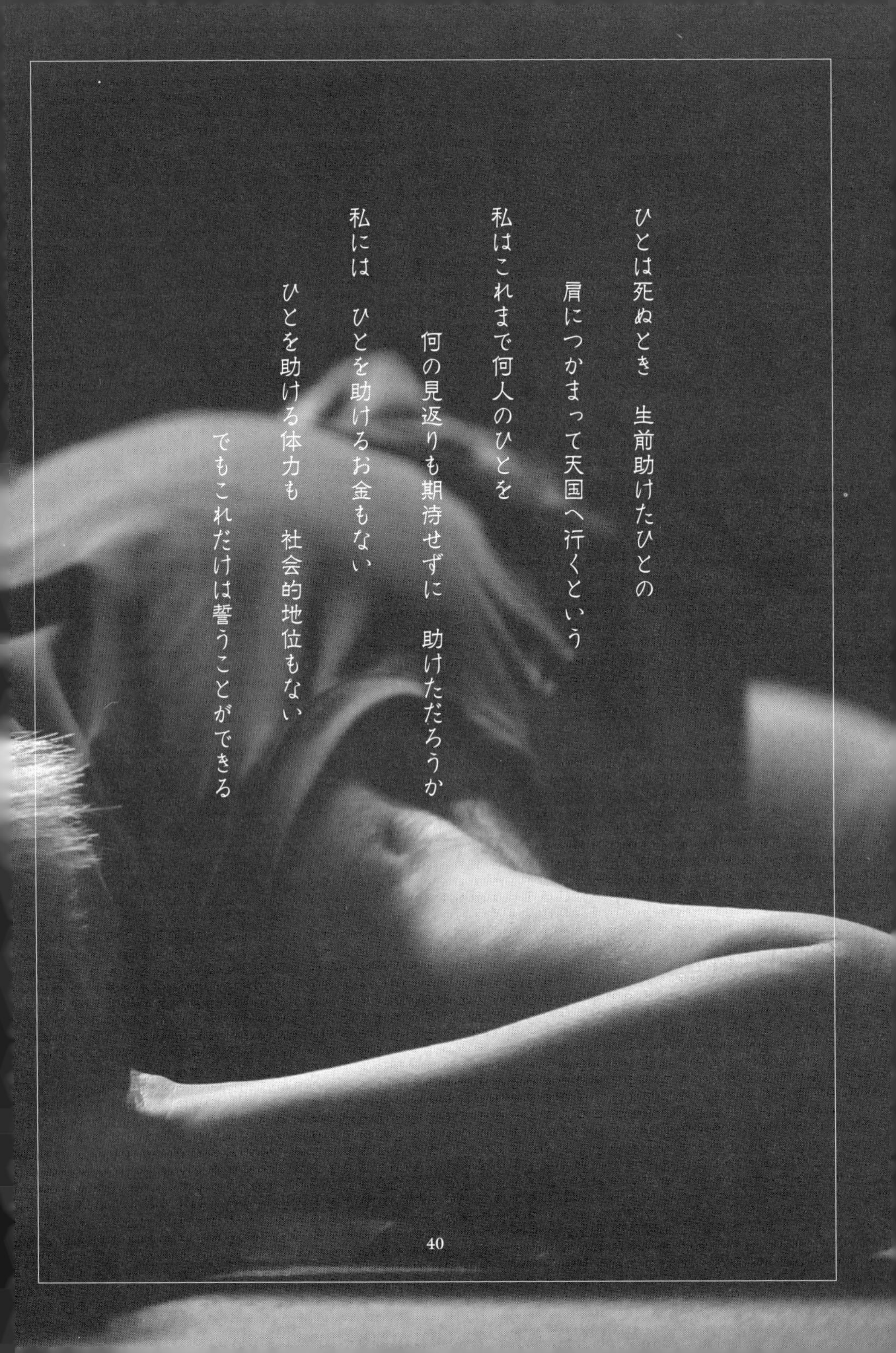

ひとは死ぬとき　生前助けたひとの
肩につかまって天国へ行くという
私はこれまで何人のひとを
何の見返りも期待せずに　助けただろうか
私には　ひとを助けるお金もない
ひとを助ける体力も　社会的地位もない
でもこれだけは誓うことができる

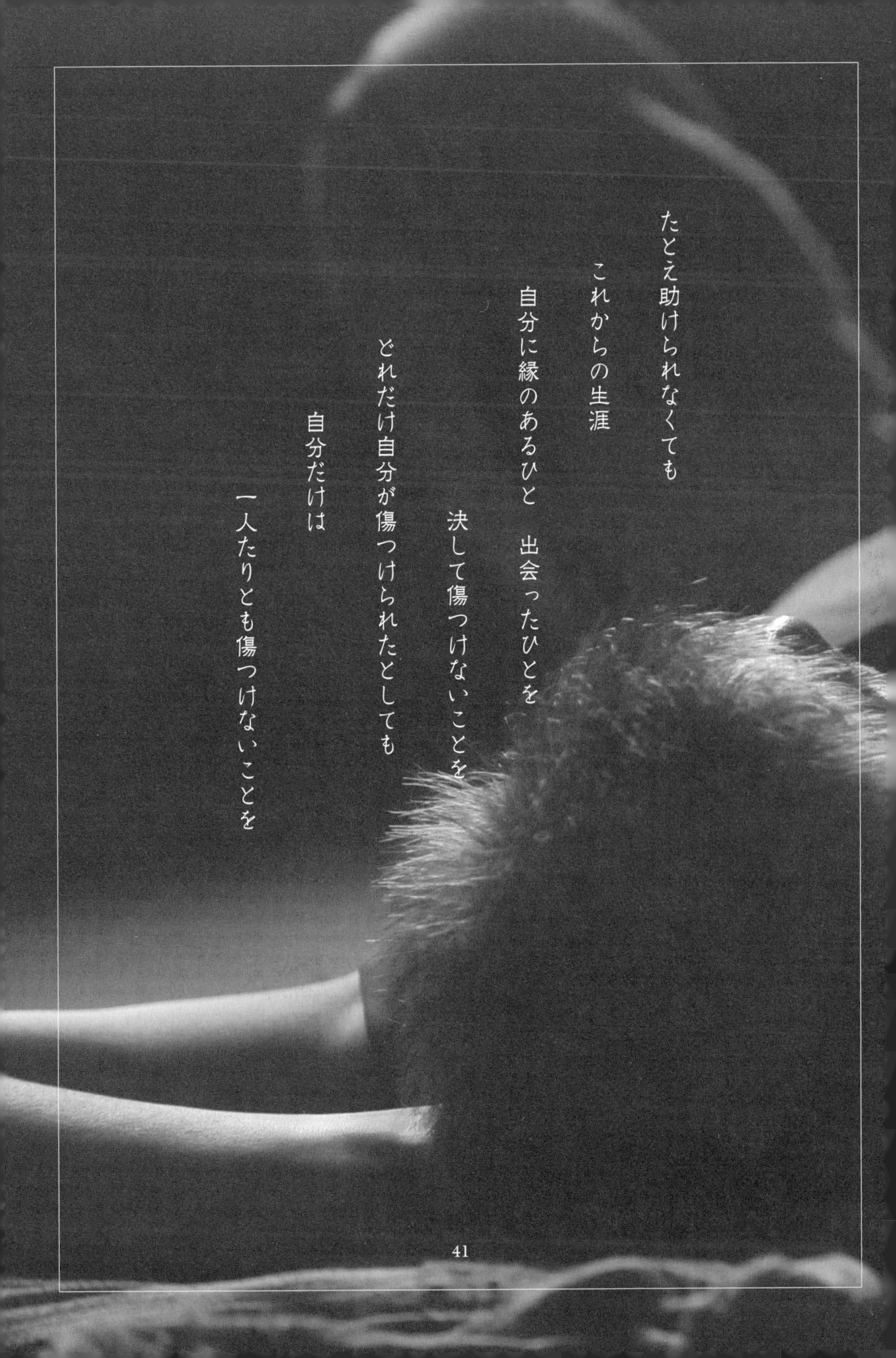

たとえ助けられなくても

これからの生涯

自分に縁のあるひと　出会ったひとを

決して傷つけないことを

どれだけ自分が傷つけられたとしても

自分だけは

一人たりとも傷つけないことを

恐れ

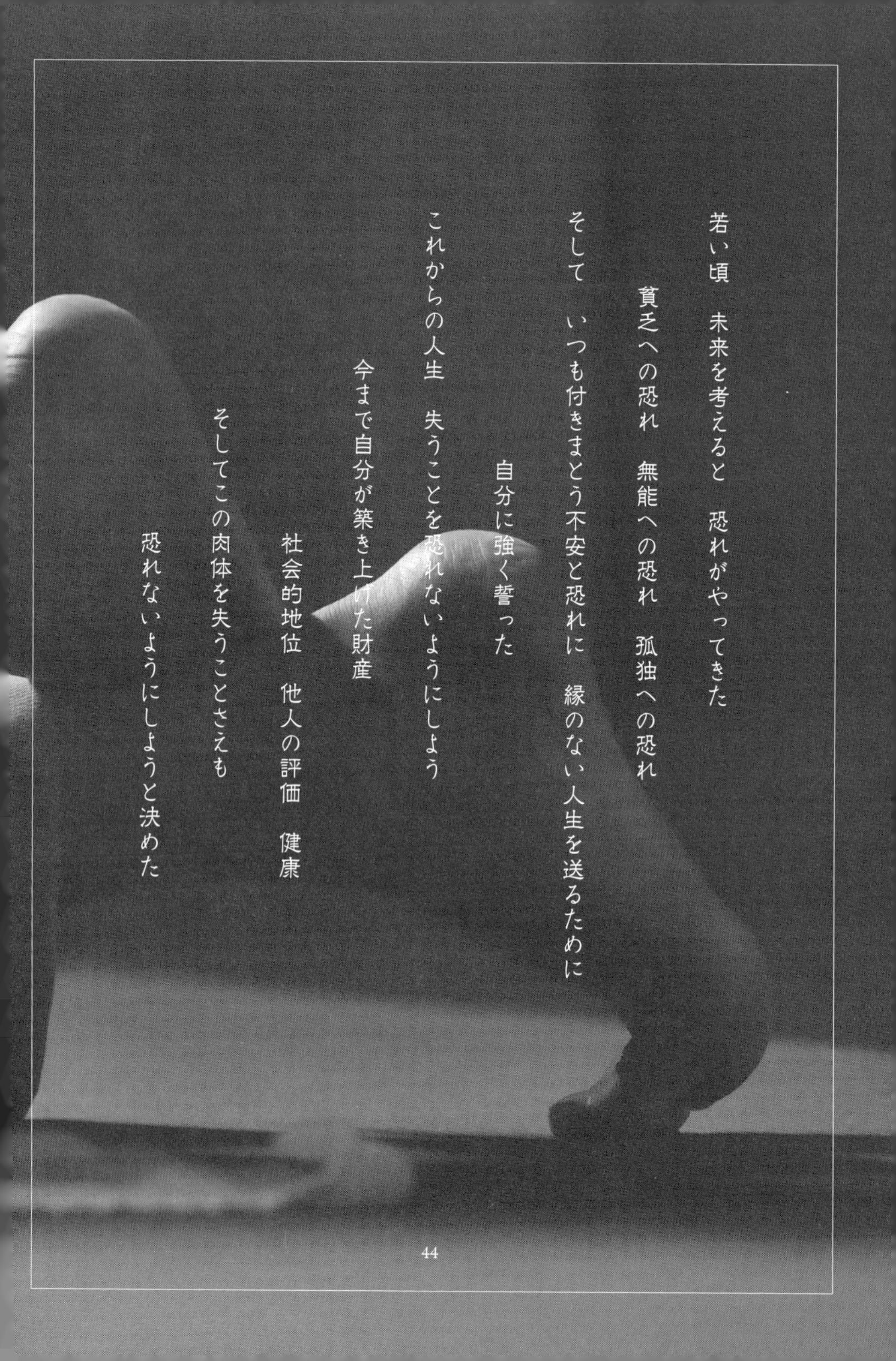

若い頃　未来を考えると　恐れがやってきた
貧乏への恐れ　無能への恐れ　孤独への恐れ
そして　いつも付きまとう不安と恐れに　縁のない人生を送るために
自分に強く誓った
これからの人生　失うことを恐れないようにしよう
今まで自分が築き上げた財産
社会的地位　他人の評価　健康
そしてこの肉体を失うことさえも
恐れないようにしようと決めた

すると　今までこころの奥座敷に座っていた

恐れという老人が

新しく勇気という若者に　席を譲って去っていった

ありがたいことに　その決断のおかげで

自分を見失わず　自分に嘘をつくことなく

ここまでやってくることができた

好調期と不調期

誰にでも　好調期と不調期がある

人生の達人にもある

人生の達人は　好調期にはどんどん進む

ただし　次に必ず不調期が来るのを　忘れない

不調期は　神様がくれた休息日として

積極的に休む

次にやってくる　好調期を信じて　エネルギーを蓄える

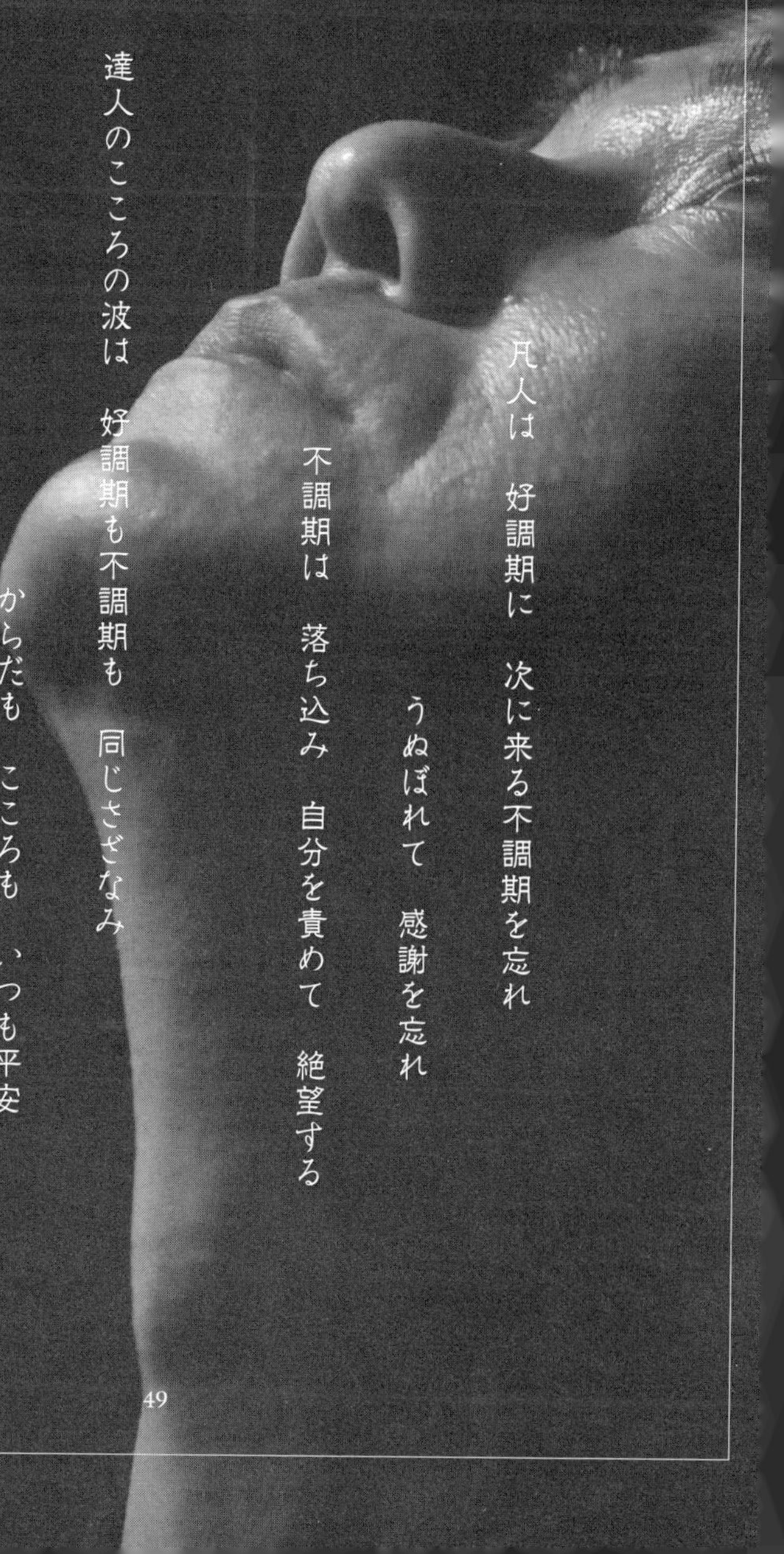

凡人は　好調期に　次に来る不調期を忘れ
うぬぼれて　感謝を忘れ
不調期は　落ち込み　自分を責めて　絶望する

達人のこころの波は　好調期も不調期も　同じさざなみ
からだも　こころも　いつも平安

ストレスで病み苦しむのは
好調期に　次にやってくる不調期を忘れ　準備を怠るからだ

手放す

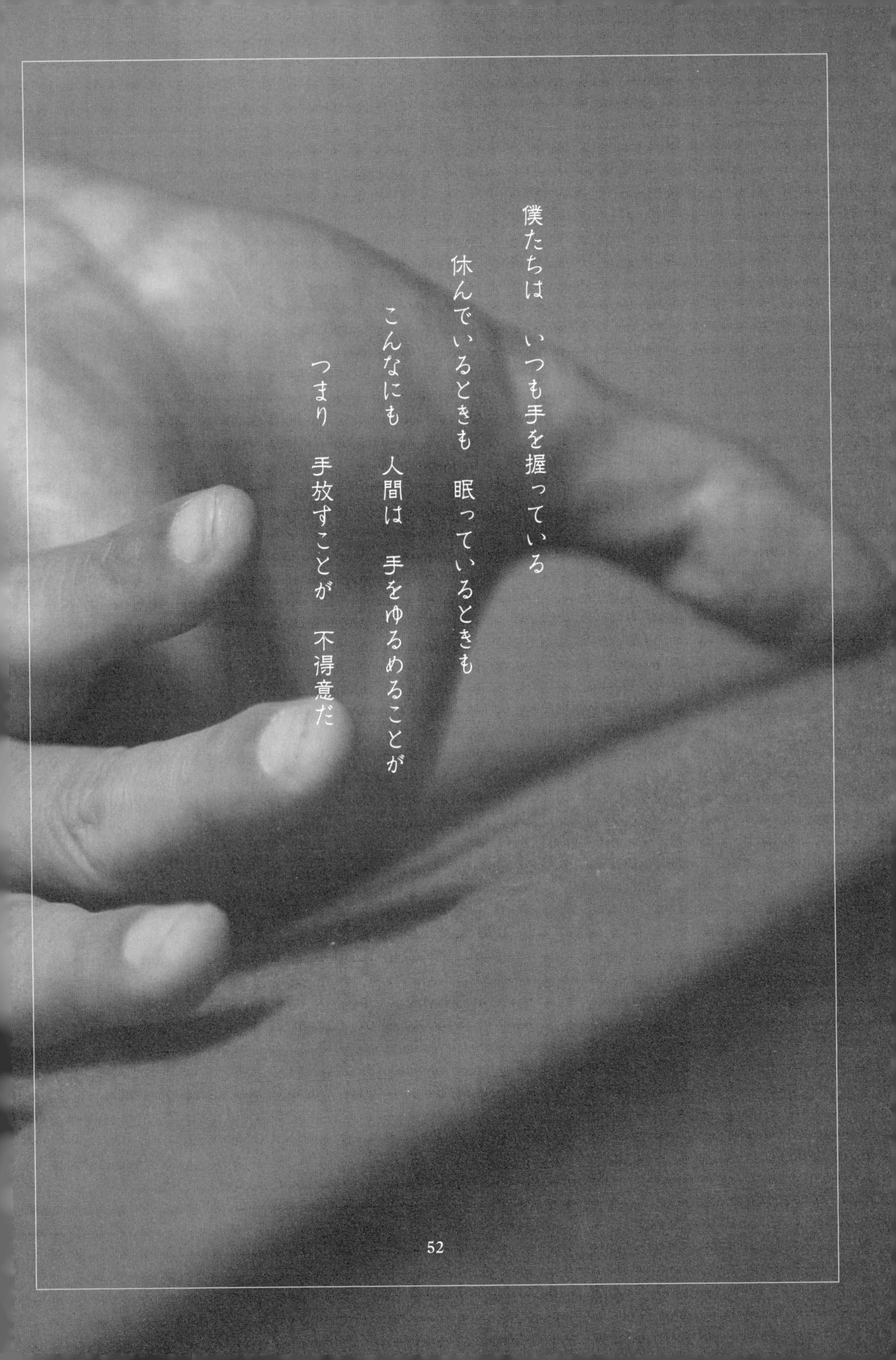

僕たちは　いつも手を握っている
休んでいるときも　眠っているときも
こんなにも　人間は　手をゆるめることが
つまり　手放すことが　不得意だ

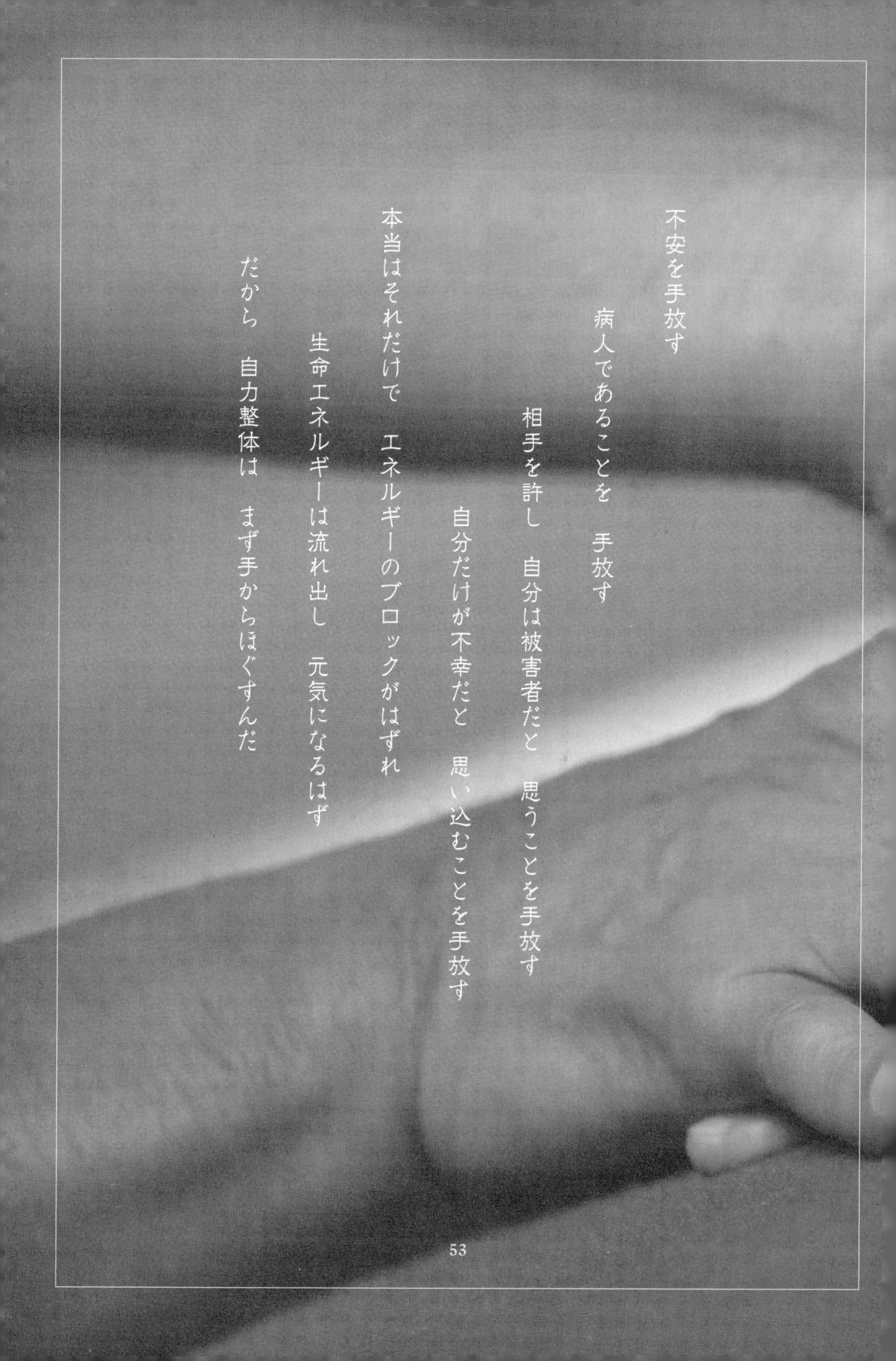

不安を手放す

病人であることを　手放す

相手を許し　自分は被害者だと　思うことを手放す

自分だけが不幸だと　思い込むことを手放す

本当はそれだけで　エネルギーのブロックがはずれ

生命エネルギーは流れ出し　元気になるはず

だから　自力整体は　まず手からほぐすんだ

ひとを幸せにするひと

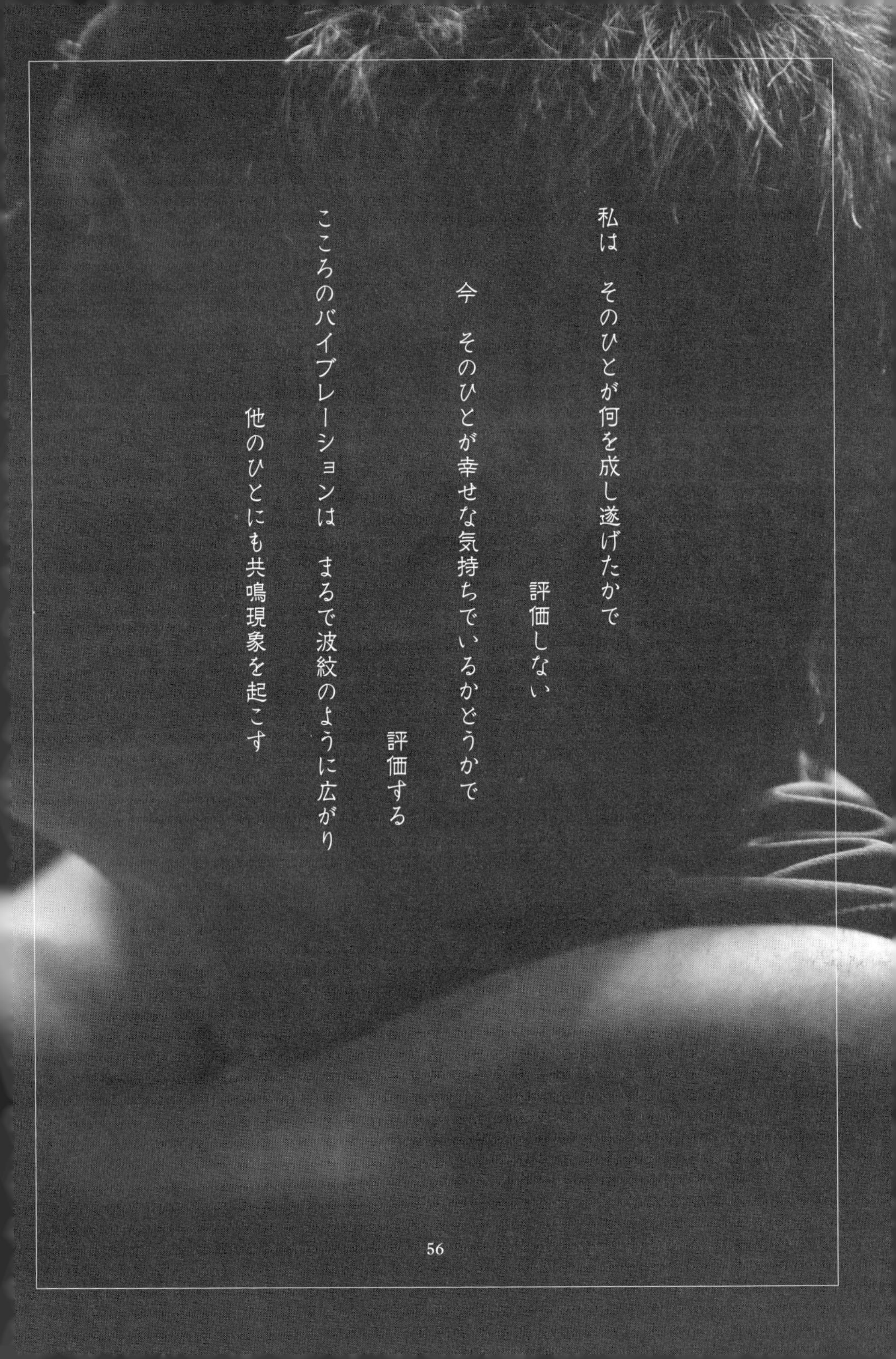

私は　そのひとが何を成し遂げたかで

評価しない

今　そのひとが幸せな気持ちでいるかどうかで

評価する

こころのバイブレーションは　まるで波紋のように広がり

他のひとにも共鳴現象を起こす

幸せ気分でいるひとは
幸せ気分を他人にも分け与え
家族から　地域社会　国　そして地球全体へ波及する
だから　あなたが幸せ気分でいるということは
立派な　社会貢献であり
地球を救うことなのだ

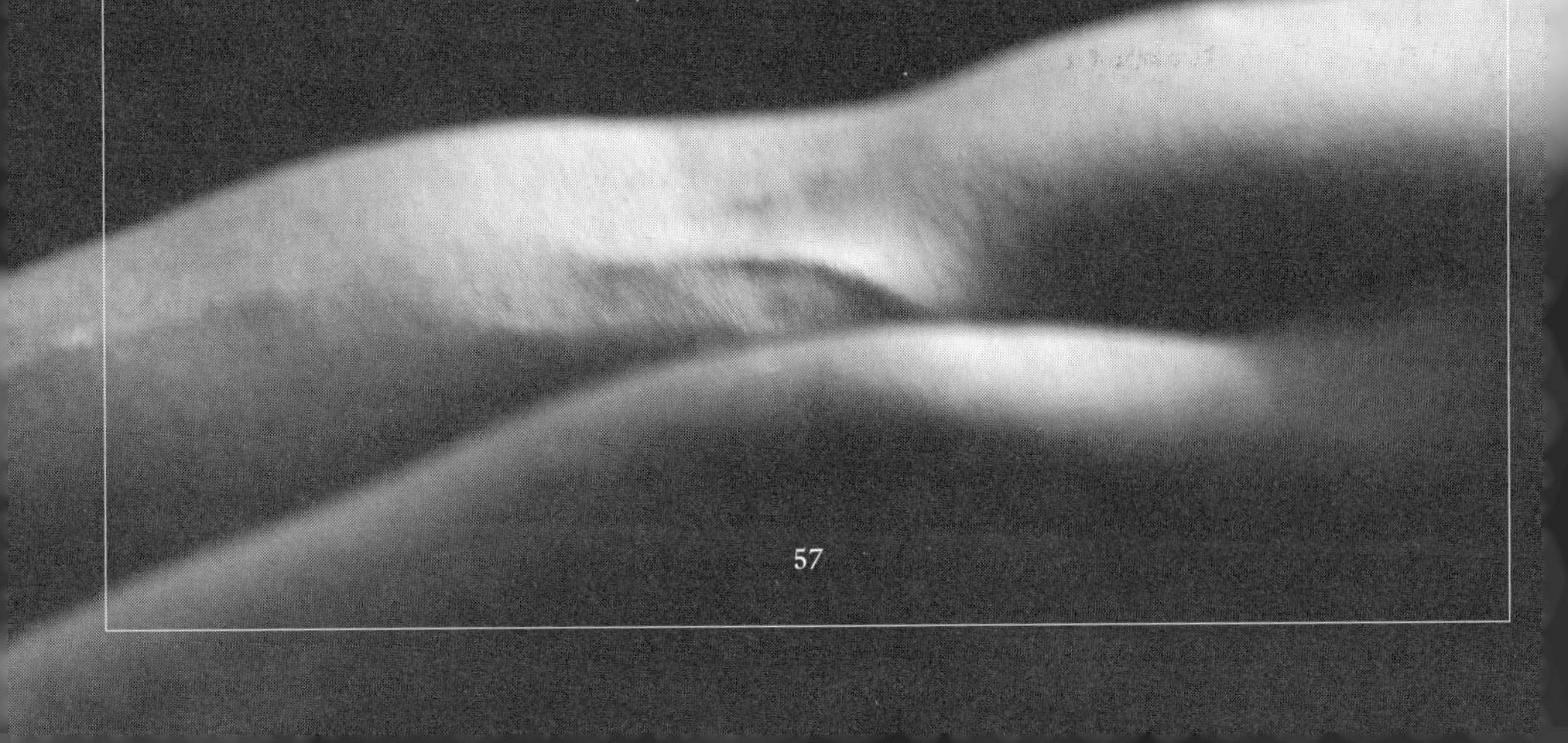

天国と地獄

ひとは死んでから　神の審判によって
天国や地獄に行くのではない
死んで肉体から離れたら　こころだけの存在になって
自分の人生を　赤ちゃんの頃にまでさかのぼって
走馬灯のように　思い出す
そして　自分が出会った人々と再会し
自分の行為で　相手がどう思ったかを
相手の立場から　感じる旅をさせられる

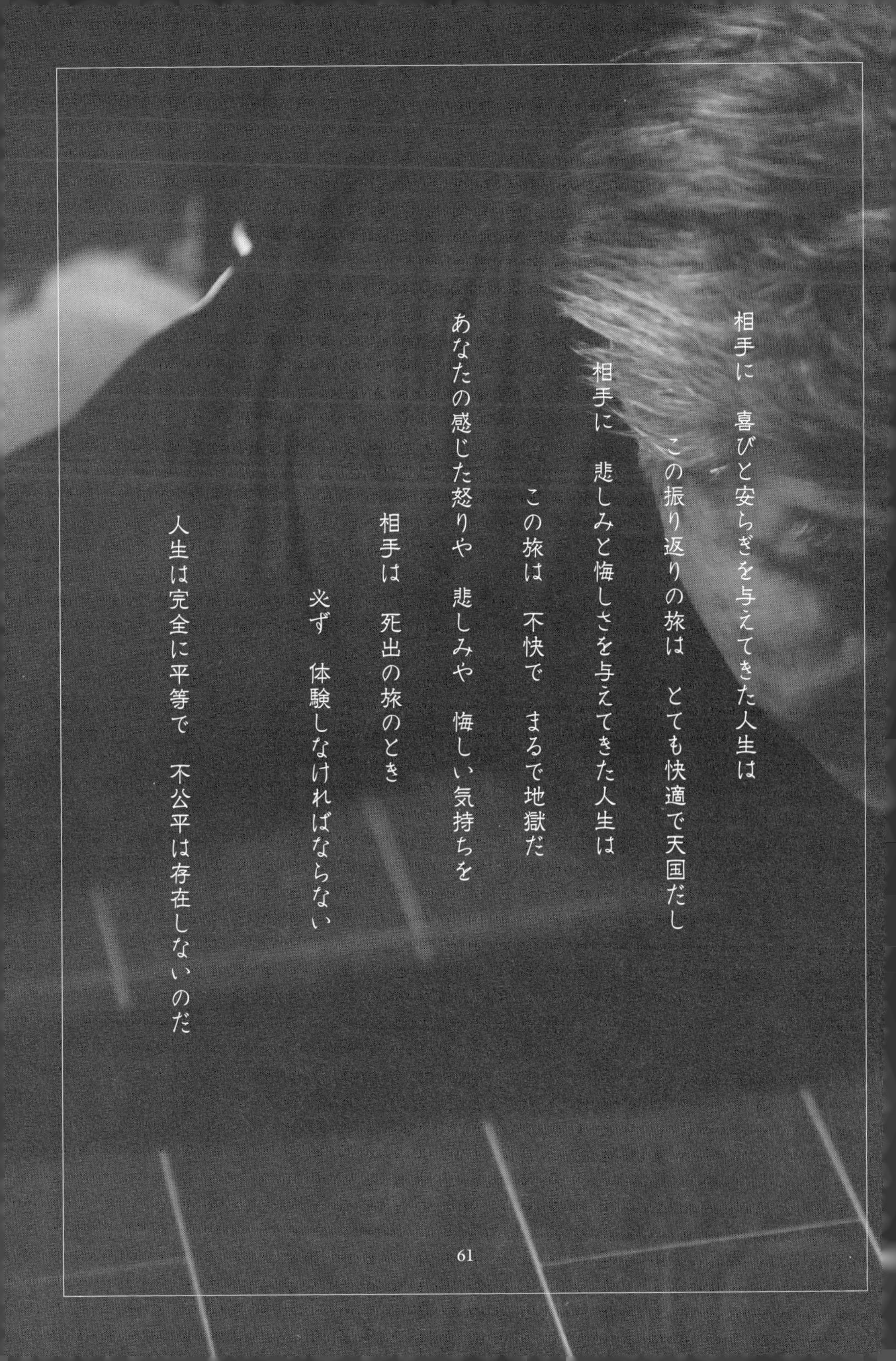

相手に　喜びと安らぎを与えてきた人生は
この振り返りの旅は　とても快適で天国だし
相手に　悲しみと悔しさを与えてきた人生は
この旅は　不快で　まるで地獄だ
あなたの感じた怒りや　悲しみや　悔しい気持ちを
相手は　死出の旅のとき
必ず　体験しなければならない
人生は完全に平等で　不公平は存在しないのだ

内側のこころと外側のこころ

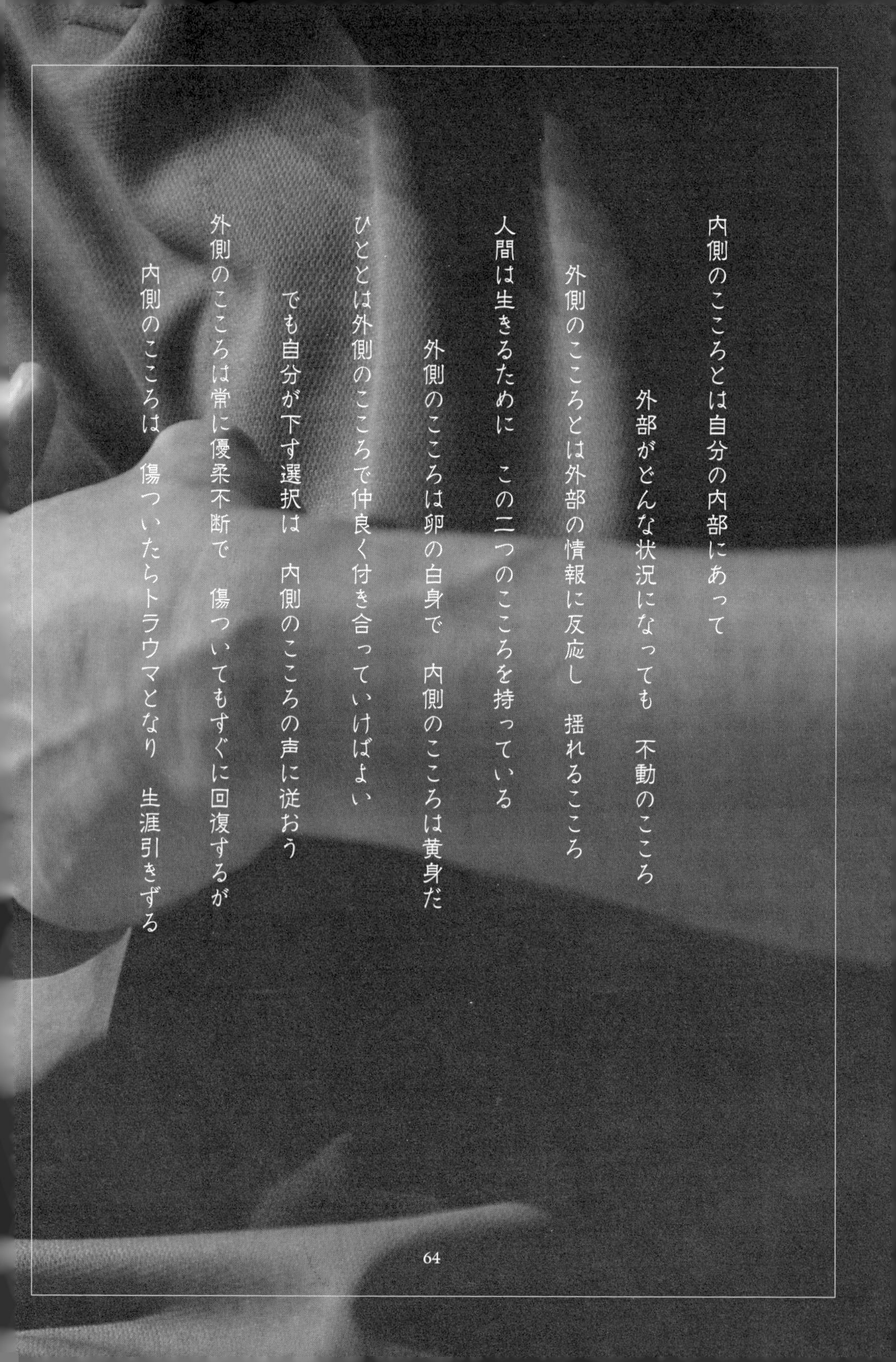

内側のこころとは自分の内部にあって
　外部がどんな状況になっても　不動のこころ
外側のこころとは外部の情報に反応し　揺れるこころ
人間は生きるために　この二つのこころを持っている
　外側のこころは卵の白身で　内側のこころは黄身だ
ひととは外側のこころで仲良く付き合っていけばよい
　でも自分が下す選択は　内側のこころの声に従おう
外側のこころは常に優柔不断で　傷ついてもすぐに回復するが
　内側のこころは　傷ついたらトラウマとなり　生涯引きずる

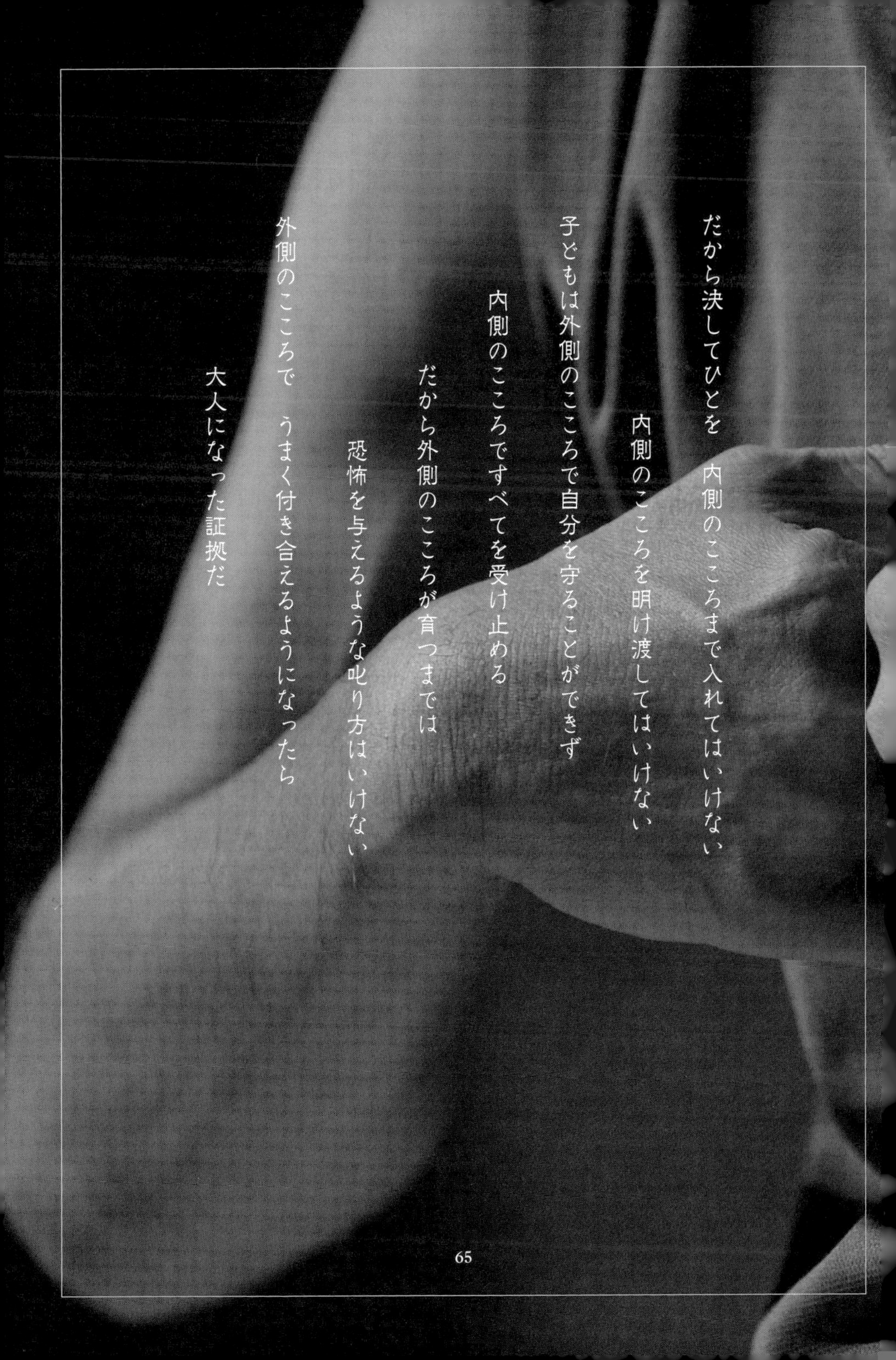

だから決してひとを　内側のこころまで入れてはいけない
内側のこころを明け渡してはいけない
子どもは外側のこころで自分を守ることができず
内側のこころですべてを受け止める
だから外側のこころが育つまでは
恐怖を与えるような叱り方はいけない
外側のこころで　うまく付き合えるようになったら
大人になった証拠だ

第二部　いのちの姿勢

第一章　こころとエネルギーとからだの関係

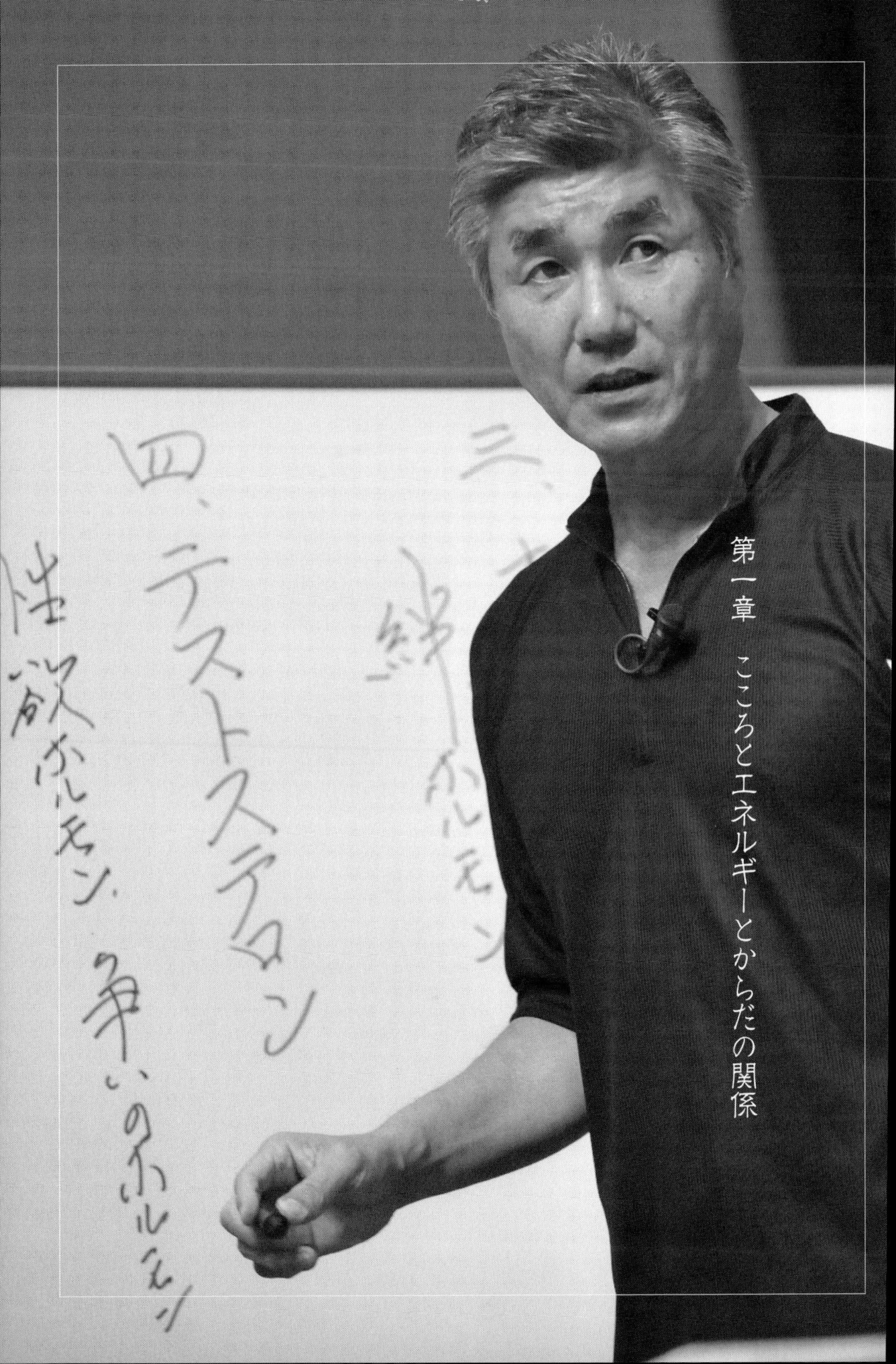

こころといのちのはなし

こころは脳にあると、現代科学でいわれていますが、私はその説には反対です。肉体が死んで脳の機能が停止すると、こころの働きがなくなってしまうことになります。

私の考えは違います。人間は死ぬとこころだけの状態で、空気中を漂います。臨死体験をした人が、「自分の肉体を高いところから見ていた」「もう一人の自分がいた」ということを言っていることからもわかりますが、こころは肉体の脳の中に閉じ込められはいません。自分の肉体を客観的に見つめるもう一人の自分がいるなら、それはこころは自分の内外を自由に移動できるということです。

私自身もヨガの修業時代、森の中で瞑想していて、自分がからだから抜け出て、木のてっぺんから瞑想をしている自分の姿を見たことがあります。そのうち妻に呼ばれて肉体に戻りました。そのとき「なるほど死ぬというのはこういうことなのか、それだったら怖くないな。予行演習をしたから」と思ったことがあります。

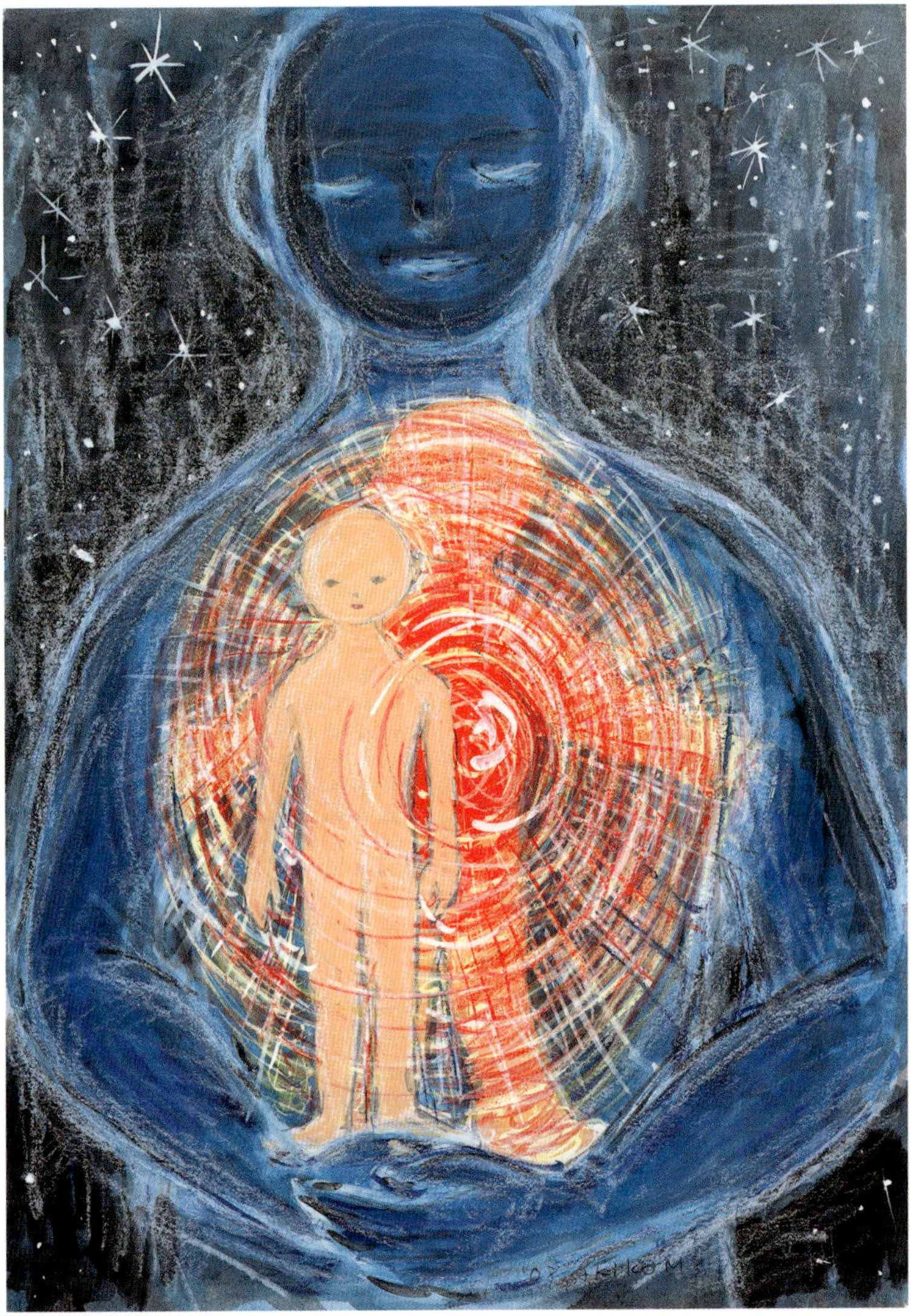

ですから、脳とこころを同じに考えると、死はすべての終わりでありロマンも何もなくなります。死んだらいのちとこころが、からだから離れて、空中に漂い、空中で、肉体を持たない人々と再度生活を共にする。そこでもう一度地上に降りて肉体をまとった状態での学習がしたいと願い、また母の胎内に宿るのだ、と私は考えています。私たちは肉体をまとわないと体験できないことを、体験したくて、この地上にやってきているのだと思うのです。

からだをまとったいのち

では、からだの中に入ったいのちの姿をちょっと描いてみましょう。まず、人間の健康について考えてみたいと思います。

たとえば、水の張ってあるプールに、ゴムボールが浮かんでいる風景を想像してください。空気がいっぱいに詰まったゴムボールは、誰かが上から押さえつけても、手を離したら水面上にポーンと浮かび上がります。いつでも水面に浮かんでいます。

人間の健康も同じです。いのちというエネルギーがいっぱい詰まっていれば、上から押さえつけられてもポーンと水面上、いわゆる健康ラインへ戻ってきます。これを元の気と書いて元気と呼びます。ボールの中には気というエネルギーが入っているから。でもボールに穴が開いて、その穴から徐々に空気、いのちが減っていったら、徐々に水中に沈んでいきます。そしていのちという空気が完全になくなれば、底へ沈んで浮かび上がらなくなる。これが死と呼ばれるものです。

日本語の姿勢という言葉は、このことをよく示しています。姿というゴムボールの中に、勢いといういのちのエネルギーがいっぱい詰まっている状態だと姿勢がよい。空気が抜けると姿勢が悪くなります。そのときどきのこころの状態で、肉体の中の生命力という空気は、増したり、減ったりしている。ボールが水面にあったり、沈みそうになったりしながら、私たちは生きているのです。

人生は落胆したり、怒ったり、いろいろな出来事があります。日々さまざまなことに遭遇します。人生はストレスの連続だといえるでしょう。そのストレスの雨の中で、こころが乱れ、落胆し、生命力まで減らすひとが病気になるのです。

反対にストレスを自己成長のための教師として学び、利用するひとは、ストレスによって生命力を増やすことにもなります。同じストレスでも、力が抜けるひとと、力に変えるひとがいる。ひとえにこころ次第なのです。

だから常に不調を訴えているひとは、ストレスも含め、あらゆるものから学び、自分の人格、魅力向上に向けて、進化成長していこうという、向上心があるかどうか、一度見つめてみるとよいのではないでしょうか。

第二章　こころの健康法

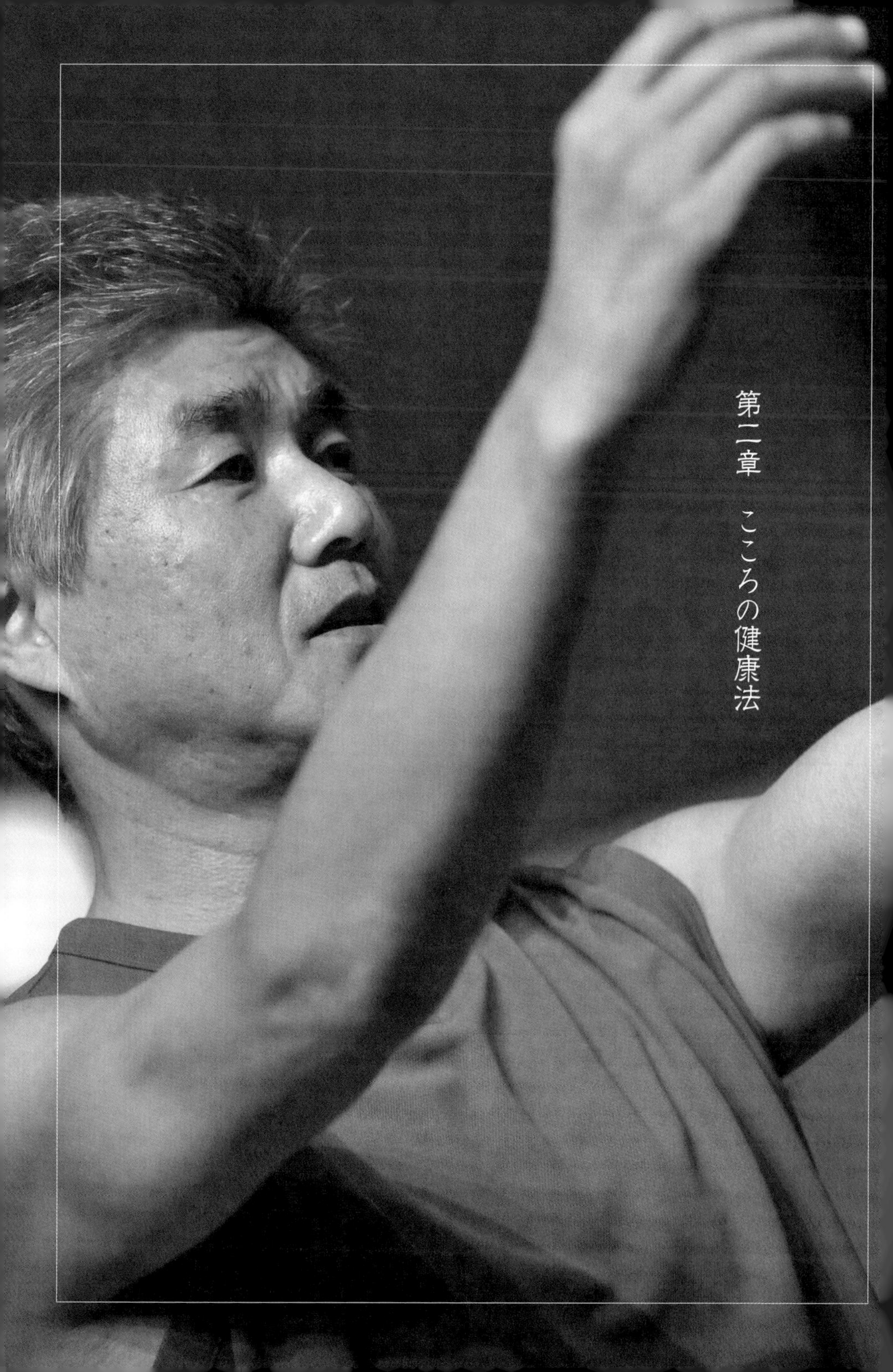

表現は脳の最大の運動

思っていることを誰かに表現すると、とても元気になります。そして一対一よりも、より多くのひとをイメージしながら、自分の表現したいことをまとめていると脳が回転していきます。

脳は活動すると電気を発生します。脳の活動で自家発電が始まるのです。

この自家発電で得られた大量のエネルギーは、体温を上げ、排泄を促し、筋肉も柔らかくします。大量の電気が流れるためです。

今年で八十六歳になられた作家の瀬戸内寂聴さんは、長い講演を立ちっぱなしで何回もこなすといいますが、講演をして自分を表現していると、それだけでも大いなる健康法になっているといいます。

それはそうです。自分の話を聞きたがっているひとがいる。そして自分が話すたびに感動してくれる。相手の感動が自分に伝わり、自分も元気になっていくのです。

特に子どもは絵や工作で自分を表現したくてたまらない。自分を表現する快感を本能的に持っています。

そして自己表現に取り組んでいる子どもは、雨が降ろうが槍が降ろうが完全な集中状態になります。このとき脳は大量の電気を発生させます。

この電気はやがて、全身をめぐり、体温が高く、排泄がよく、筋肉が柔軟で、疲れを感じないからだにしていきます。自己表現は脳の最大の運動なのです。

ですから子どもから自己表現の機会を奪って、親や教師の命令だけを行うようにすると、一気に子どもはエネルギーが過剰になり、切れたり、病気をしたり、背が伸びなくなったり、筋肉が硬直していきます。

自己表現とはこころに浮かぶイメージを見つめながら、実際のキャンバスに、音楽や絵や文章や言葉のかたちで具体的に描いていく作業です。逆に自己表現をさせないと、こころにイメージするという作業をやめてしまいます。

自分のこころを閉じて見なくなる。するとこの時点で脳の成長は終わりです。

自己表現こそ最高の健康法であり、最高の才能開花法なのです。歌手でも俳優でも自己表現をしているひとは魅力的できれいです。光り輝いています。

人生を自己表現の舞台として、俳優になったつもりで生きていくのも、優れた生命力強化法だと思います。

断食の効果

断食の一番の効果を何だと思いますか。内臓疾患に効く？　痩せること？　違います。断食はノイローゼやうつなどの精神的な病に有効なのです。断食をするとおなかに溜まっていた宿便が排泄されます。それと同時に、感情に溜まっていた古い思考も排泄されるのです。

理屈は簡単です。宿便が排泄されない限り、どんな栄養を入れても吸収されないように、感情にこびりついた、堂々めぐりの思考が排泄されなければ、どんなよい言葉や知識を入れても吸収されません。食べ物と思考は同じものなのです。

悪い思考をすることは、悪い食べ物を食べることと同じことです。悪い食べ物は下痢で出せます。しかし悪い思考は感情の奥に積もり重なり、悪臭を放ち始めます。

では、悪い思考とは何なのでしょうか。被害者意識や対立感情などの否定的思考です。それらはささいなこと、小さな出来事から生まれますが、次から次へとネガティブエネルギーが積み重なり精神を冒していきます。

マイナス思考という客人が訪ねてきたら、感情の部屋の玄関から追い出して、部屋を常にキレイにしておきましょう。

スッキリ欲

私がどうやって健康を保っているか、ご紹介しましょう。

便を出してスッキリする。

やり残しを片付けてスッキリする。

部屋を整頓してスッキリする。

問題、課題、懸案はその場で解決して、考えごとをつくらない。

私は今も昔も、スッキリするのが大好きです。こころやからだに何かを持っていると、気持ちが悪いのです。私は考えごとを持たず、いつも自由で、手ぶらでいたい。自由で手ぶらなこころは、美しいものを見て「おおっ」と感動し、面白いことがあったら「どこどこ」と近づきます。嬉しいことがあると、ニヤニヤが止められない。その場、その場でインスピレーションがどんどんやってくる。考えごとのないこころ、老廃物のないからだ、緊張やこりのない筋肉さえあれば、こころスッキリ、あたましゃっきり、からだしっかり、人生はハッピー、ラッキー、サンキュウ、なのです。

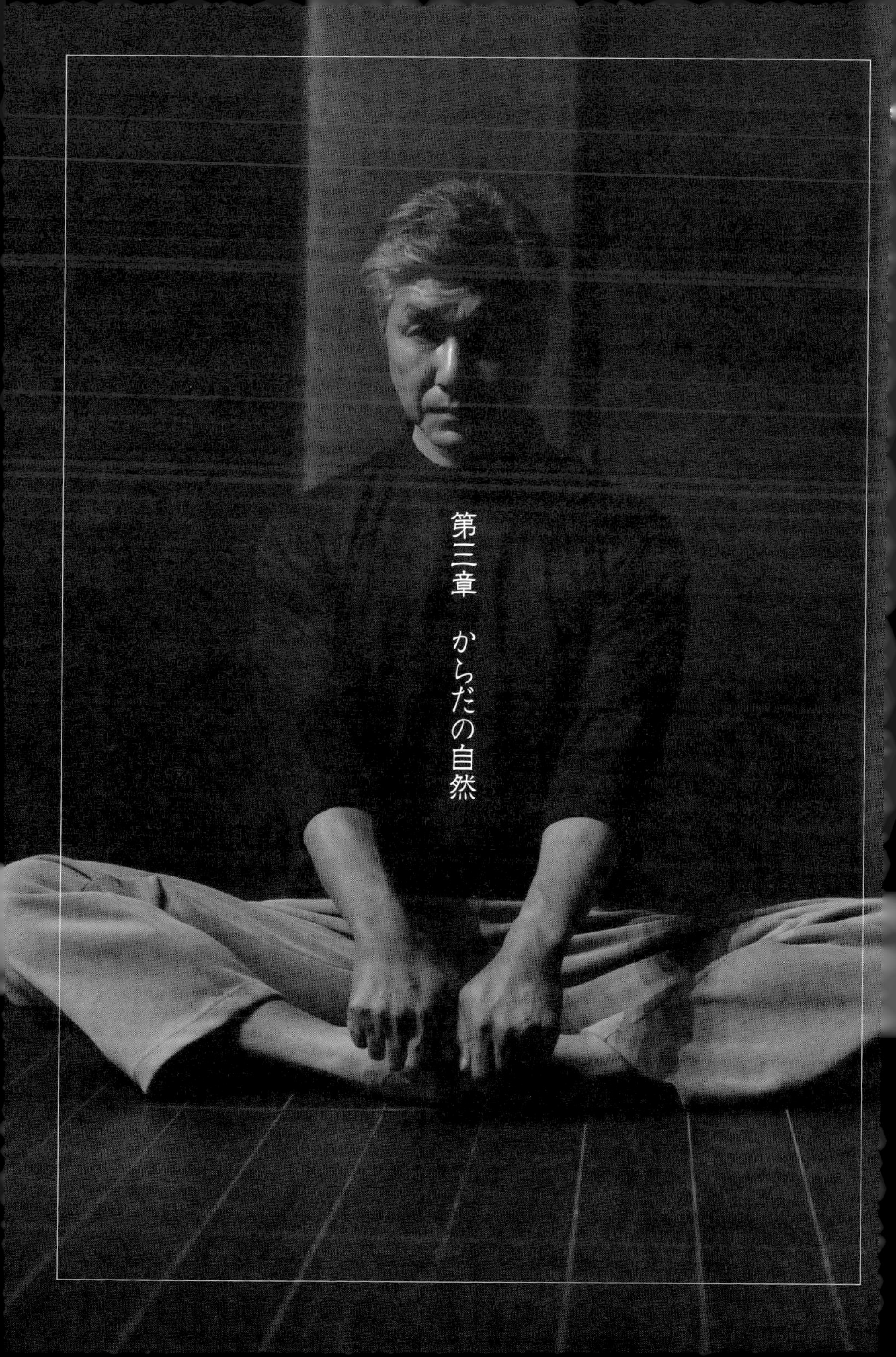

第三章　からだの自然

自然の法則

自然界は二つの法則で営まれています。それは相互依存と、活動・補給・休息の法則です。人体内部の細胞も自然界と同じ法則です。共存共栄、相互依存で営まれています。

病気というのはそのルールから逸脱したときに、からだが持ち主にルール違反だよ、と教えてくれるからだからのメッセージなのです。そしてそのメッセージを無視した持ち主は、病を深くするという自滅行為を犯しているのです。

では、人間がいかにルールを破って病気しているか説明しましょう。

相互依存・共存共栄の法則

相互依存というのは、一人の力だけでは生きていけない、すべてが何かに頼って生きているという世界です。

第三章　からだの自然

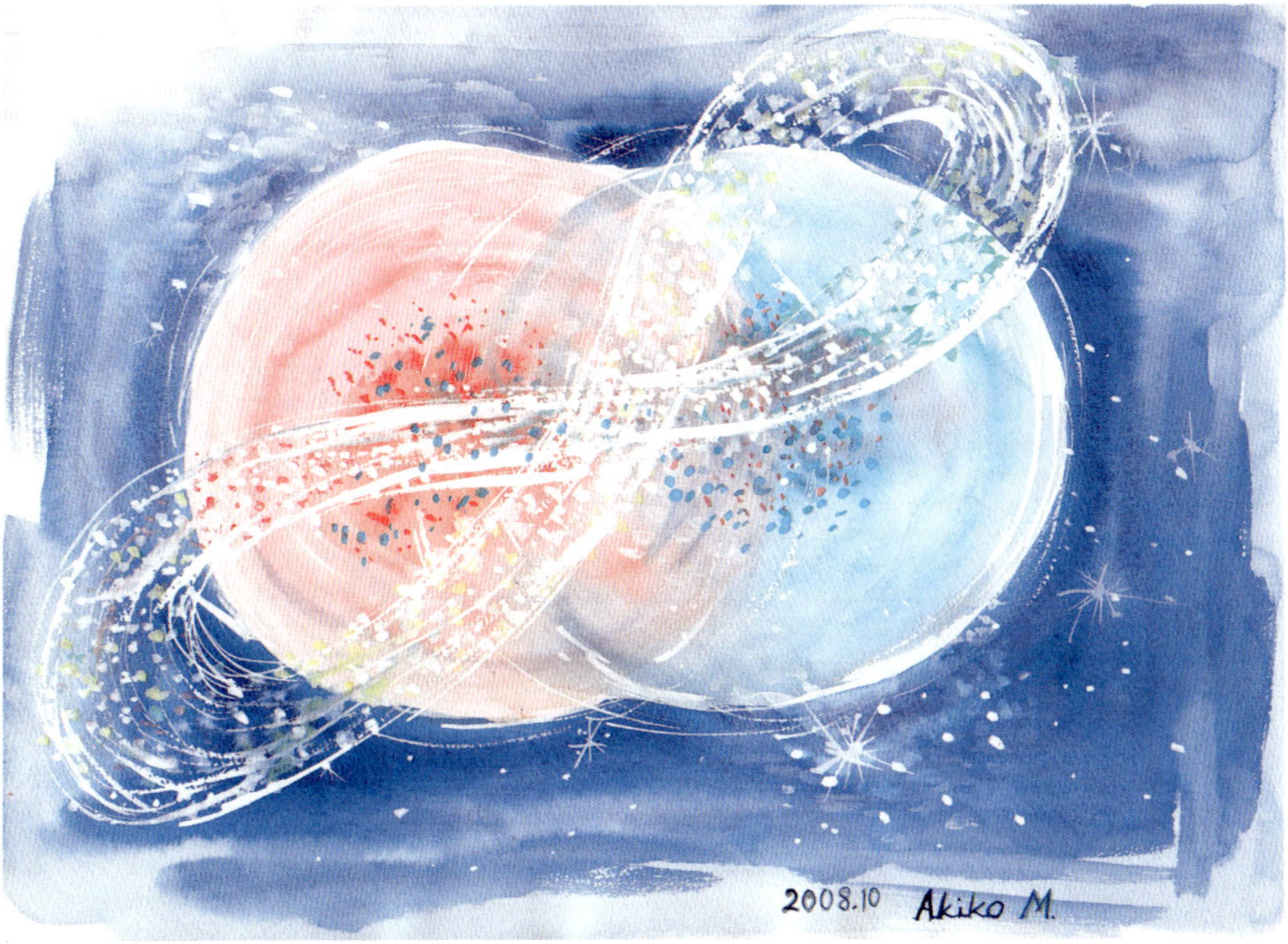

たとえば牛は草を食べて生きています。その草は土の養分を吸い取って生えている。そして土は牛の糞で養分をもらっている。めぐりめぐって土の養分を吸い取った草が牛に食べられる。こうして、お互いがお互いに頼ることで生きているのが、この世界です。自分だけで生きているなんて考えるのは大間違いで、他者に生かされているのです。

常在菌のはなし

私の健康法の一部に、石鹸を使わないという方法があります。髪の毛もお湯で洗うだけ。皮膚に石鹸をつけることもないし、手を石鹸で洗うこともありません。歯は塩で磨き、決して練り歯磨きを使いません。おかげでこれまでの人生で歯痛で困ったことは二度しかありません。

なぜ、化学洗浄剤を使わないのか。それは歯や皮膚を守ってくれている、ありがたい常在菌を殺さないためです。

常在菌は虫歯菌や歯周病菌から歯を守ってくれています。皮膚の常在菌はかゆみや水虫から守ってくれ、髪の毛の常在菌は髪の表面のうろこを守り枝毛を防いでいます。手などは石鹸を使わないほうが風邪などをひきにくい。性器や脇など匂いのするところも石鹸をやめると匂わなくなります。そして襟元なども汚れなくなるのです。

人間だけでなく、動物の皮膚にも常在菌が棲み着いて、動物の皮膚全体を他の雑菌から守るようにコーティングしてくれています。そして常在菌も動物の皮膚から出る脂を栄養源にして生きています。まさしく、相互依存の世界、共存共栄の調和の世界が自然界なのです。

ところが、人間はこの常在菌をきたない、くさい、危険なものとして扱い、なんと石鹸で殺菌することをし始めました。ここから常在菌に守られていない人体になってしまいました。おかげで逆にいろいろな雑菌に侵されるようになったのです。

石鹸や殺菌に慣らせられている日本人には信じられないでしょうが、常在菌は汚れやにおいから、そして他の雑菌の侵入から私たちを守っている天然のリンスなのです。体臭というのは、基本的に洗って菌を落とすから、そこへ雑菌が付着し、その雑菌と汗とが混合されて匂うのです。常在菌は体臭を消します。歯も同じです。虫歯菌や歯周病菌が活動するのは、夜、寝静まってからですが、寝る前の歯磨きで常在菌を殺してしまうので寝ている間に虫歯菌や歯周病菌はやりたい放題です。練り歯磨きが常在菌を殺し、虫歯大国日本になったといっても過言ではありません。

また歯の常在菌は練り歯磨きにも弱いけれども、特に精神的なストレスに弱いところがあります。ですから虫歯や歯周病はストレスからもやってきます。私も今までに二回ほど歯の痛みで困ったことがありました。一度は父親の葬式のとき、二度目は阪神大震災で家を失ったときでした。こういったストレスは歯の常在菌のパワーを衰えさせ、虫歯菌を抑えられなくするのです。

ほかにもまだまだあります。足をこまめに石鹸で洗えば、常在菌が消えるので水虫菌は大喜びです。私たちの腸内には数兆の腸内細菌が存在し、食べたものを無毒化していますが、それらを殺す抗生物質が発明されました。そして癌で死亡するひとの数は増えているのです。多くの癌になられた方の話を聞くうち、私はそう確信するようになりました。また、膣内には強力な常在菌や乳酸菌が存在し、感染から守っていますが、ビデで膣内を洗うようになってから、いろいろな雑菌に侵されるようになっています。

地球の微生物や常在菌を殺す抗菌グッズ。そんな人間の尊大さが病を生み出しているのです。

体臭について

体臭は不潔にするからでも、悪いものを食べているからでもありません。ストレスによるものです。遠い昔の原始の時代は大型の猛獣に襲われて命を落とす人が多くいました。そして人々は木に登ることで危険を回避してきました。手のひらや足裏に脂が多いのは木に登るときに滑らないように進化したのです。この進化は現代になって猛獣に襲われなくなってもまだ残っています。つまり猛獣に襲われるくらいのストレスがかかると、人間は脂性になり体臭もきつくなります。ストレスのない赤ちゃんの汗はサラサラでスベスベです。ストレスのないこころの状態を続けると赤ちゃんの汗のようになり、体臭はなくなります。

私は何十年来石鹸を使いませんが、一度韓国式あかすりを受けて、全身を石鹸で洗われたことがあります。そのときはとても疲れました。

飼っているプードル犬とミニチュアダックスもカットをするので、シャンプーをして帰ってきたときひどく疲れています。それでカットの際はお湯だけでお願いしたら疲れなくなっていました。

ほとんどの人は石鹸に慣れているので、そうは感じないでしょうが、実際は皮膚上の常在菌は、今はわからないけれども、もっともっと、私たちに有益な仕事をしてくれていると思います。

自律神経の法則＝活動・補給・休息の法則

相互依存と対を成す、自然のもうひとつの法則、「活動・補給・休息」についてお話ししましょう。

原始時代の人間も、他の動物のように朝から空腹で活動し、夕方に狩りの獲物を持って帰ってきて、それを食べたらほとんど動きませんでした。だから太陽が昇っている間はおなかに何も入っていないのです。太陽が沈みかけて、獲物を男たちが運んできてから一日で最初で最後の食事タイムが始まるのです。この活動・補給・休息のリズムこそ、人体をコントロールする自律神経の命令です。すべての病気は自律神経の狂いがつくり出しますので、自律神経の命令に逆らうと疲労、老化、病化するのです。

空腹のススメ

自律神経には活動の命令を出す交感神経と、休息の命令を出す副交感神経があります。昼は交感神経が優位に、夜は副交感神経が優位に活動しています。シーソーのように活動がスイッチしているのです。

厚生省の統計データを見てみましょう。二〇〇七年の統計では　死因の一位が癌、二位が心臓病、三位が脳血管障害で、癌で三十三・六万人　心臓病で十七・五万人、脳梗塞などの脳血管障害で十二・七万人がいのちを落としています。ちなみに第四位が肺炎、五位が交通事故などの不慮の事故、六位が自殺です。三位までは生活習慣病といわれるものです。

生活習慣病で六十三万人以上のひとが毎年亡くなっていますが、これは防ごうと思えば防げます。生活習慣病とは自然のリズム＝人体でいえば肉体をコントロールしている自律神経のリズムに合わせた生活から逸脱した生活が続くことで、つくられる病気なのです。たとえば朝は誰でも血糖値や血圧が高いのです。交感神経の働きで一日の活動の準備をからだがしているからです。そのときに糖尿病、高血圧などのひとが食事をとると、交感神経が必要以上に高ぶり、さらに高血糖、高血圧になってしまいます。ですから、朝食を抜くだけで重症者以外は見事に血圧も血糖値も正常になり、薬がいらなくなります。

若いときはインシュリンの分泌も多く、血圧調整がうまくいくので病気になりませんが、中年期になると朝食をとることは糖尿病や高血圧だけでなく、自律神経のリズムを狂わせ、あらゆる生活習慣病を呼び寄せます。

朝食をとってから働くなどという動物がいるでしょうか？　動物は常に空腹です。なぜか？　空腹でないと動けない、狩りができないからです。

彼らにとって満腹はほんの少しの時間であって、あとは空腹状態が当たり前です。ところが人間は常に満腹。空腹を感じたらすぐに食事。動物の世界は一日一食が当たり前なのに、仕事をする前に朝食、仕事の途中なのに昼食、仕事が終わったら夕食、そして夜遅くまで起きて夜食……、動物から見たら何と思うでしょう。なぜ常に食べ続けているのか、なぜそんなに食べる必要があるのか、そこまでして内臓を疲労させて老化させ、死期を早めたいのか。おそらく野生動物の目から人間を見たらそう思うでしょう。

日中の活動時間に交感神経がしっかり活動すれば、その活動に正比例して副交感神経も活動します。副交感神経は眠りと休息と栄養の吸収の神経であり、病気を自ら治す自然治癒力も副交感神経の働きなのです。ですから、日中食べないで夕方に食べてあとは休息というスケジュールにすれば、ぐっすり眠れて、眠っている間に栄養は吸収され、次の朝にエネルギー満タンで起きることができます。睡眠中に疲労した部分を回復させ、病んだ細胞を蘇らせ、新しく生まれ変わって起きてくるのです。

日本人も仕事が終わってからゆっくり食事をするようになれば、生活習慣病で亡くなった六十三万人の何パーセントかは、死なずにすんだと思うのです。

近視のからくり

自律神経に関係したことで、視力の話をしましょう。

私は二十四歳の頃、近視を治したくて、山の中の断食道場で、二週間の断食をしました。〇・一もなかった視力でしたが、断食中は一・五くらいは見えていました。喜び勇んで道場をあとにしたのですが、家に帰って食べ始めると元の木阿弥。前の視力に戻ってしまいました。あれだけ苦しい思いをし、お金を払った断食が帰って食べたら終わりでは、あまりにも情けない。

その後、研究してわかったことは、食べないというある種の危機感の中にいると、交感神経の働きで、目や耳の感覚は鋭くなるということです。そして、食べ出すと副交感神経が働き、目も耳もリラックスし、感覚は鈍くなり、もとの視力へ戻るということなのです。

私たちのからだは、何万年前に生きていた原始の時代と変わりません。日中は必死で獲物を探し、空腹で働き、一日の終わり、さあごはんを食べるぞ、という合図と共に、緊張から解放され目もリラックスするようにできていたのです。現代のように朝から食べて目をゆるめていたのでは、近視は増えるはずです。それに加えてメガネをかけるのだから、生涯治ることはないのです。

私は、夜はそんなに見えなくてもかまわないけど、日中の仕事をしている間は見える目を保ちたい。

それで仕事中は食べないという、「空腹運動労働法」を考え出しました。

第四章　からだと脳の使い方

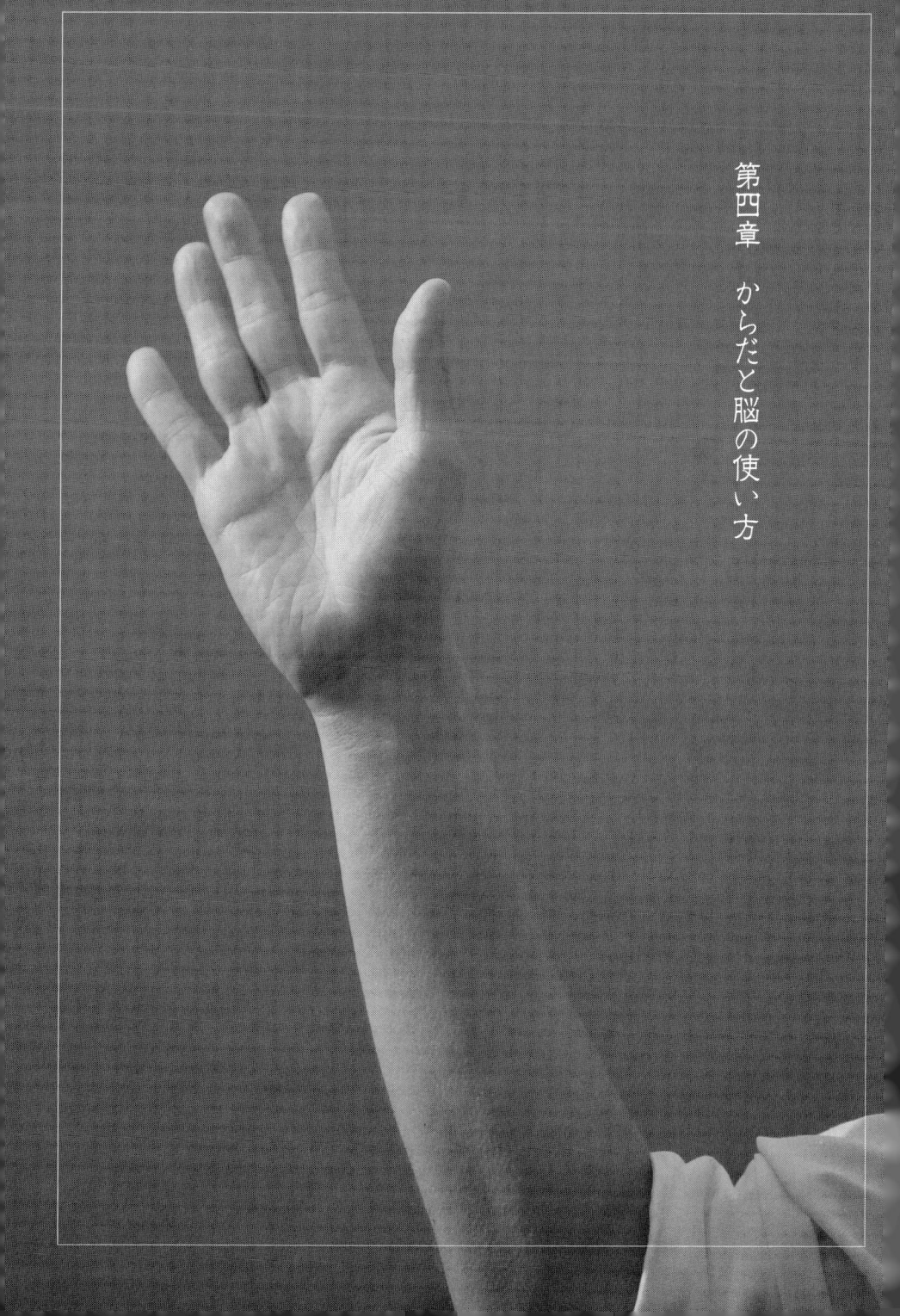

効果的な脳の使い方

人間の脳は夜になると吸収力が高まります。だから記憶するための学習は夜が向いています。夜に学習したものは睡眠中に整理され記憶されます。朝に学習したものは、その後の作業をしているうちに忘れてしまいます。だから学習効率は夜がよろしい。不思議なことに夜は、老眼でもよく見えるようになっているのです。

逆に朝は集中力が一番高まっている時間帯です。これもまた不思議なことに、近眼のひとも午前中はメガネが不要です。胃腸と同じく前日記憶した情報を、排泄したがっているのです。だからテストをするのには、朝が一番よい。左脳が働き、自分を表現するのにとてもよく、論理的な仕事が向いています。

味覚や感受性は、夜がとても敏感です。だからおいしいワインとお料理は、夜食べるといい味がします。敏感すぎることもあります。夜に手紙を書くととてもロマンチックですが、それを理性の朝に読み直すと、とても恥ずかしくて読めたものではない。よく言う真夜中のラブレターです。夜の映画は泣けてくるが、同じものを朝に観ると眠くなるだけ。感情の高ぶる夜に口説いた女性を、理性が冴える朝に見たら……。

こんなにも夜の脳と朝の脳は違います。学校も朝は作文を書いたり、工作をしたりして、子どもの脳のアウトプットをさせると最高です。夜は食事と映画と読書が最高。原稿を書くのは午前中、読書は夜にする作家が多いのは、脳をうまく使っているのです。

排泄

本屋で立ち読みをしていると、大便をしたくなる、というひとが多いのです。なぜなんだろうと思いました。実は自分が本を書くようになってから、その理由がわかったのですが、「字を書き出す」というより、「脳の中の自分の思いを、文字にして表現する」と、すぐに便意をもよおし、トイレに行きたくなるのです。

私たちが今の肉体を持つ、もっと前の原生動物だった頃は、口と腸と肛門しかありませんでした。それが、腸の細胞の一部が発達進化して、今の脳をつくったのだといいます。だから食べ物を入れて出す腸と、情報を入れて出す脳は同じ細胞が進化した親戚ということになります。

それで本屋で著者の脳の排泄物である文字を見ると、見ているひとの腸が動いて排泄したくなるのです。

日本人は、ひとの感情はおなかにあると思っていました。腹が立つ・腹黒い・断腸の思いなどの言葉があります。そして切腹という儀式も、腹を切ることで自分のこころを開陳していたのです。

排便がないと「うつ」になり、排便があるとこころまでが、軽くさわやかになります。逆にヤル気が起きないと排便がなくなり、さあ、やろうと活動準備を始めるともよおしてきます。

ひとのこころを知りたければ、排便の状態を聞けばよいのです。

入社の面接などは、そのひとの排便状態で採用を決めても間違いはないだろうと思います。

筋肉の仕事1　智慧・感情・力

筋肉はからだを動かすだけが役目だと思っていますが、それは大間違いです。もっとすごい。筋肉には生命エネルギーである「生体電流」が流れています。生命エネルギーには、真理と虚偽を判別する直観という智慧と、喜怒哀楽などの感情と、行動する力。この三つのエネルギーが流れているのです。

だから道に迷ったときは筋肉に聞けばよいのです。正しい判断は、まず感情に表れ、感情の表現を筋肉がします。筋肉が緊張すれば、感情が緊張しているし、感情が緊張していれば、その思考は誤りです。その思考でなされた選択は、あとで大きな災いと後悔をもたらします。

筋肉の緊張は呼吸に表れます。ですから呼吸が深く大きく楽にできるなら、そのときの筋肉、感情、思考は正しいことを証明しています。

生き方の選択正誤装置である筋肉を、おろそかにしてはいませんか?

硬く老化した筋肉はその機能を果たせません。緊張という汚れを抜き去り、柔らかい敏感な筋肉をつくってください。そして人生の大事なことは、筋肉先生に問い合わせてみてください。

筋肉の仕事2　エネルギーの貯蔵庫

太陽光線という宇宙エネルギーを、ひとは皮膚から受け取り、筋肉に貯蔵します。そして筋肉に貯蔵された宇宙エネルギーは、筋肉内で人体に必要な生命エネルギーに転換され、全身に供給されます。

また、食べ物から得た物質栄養は、血液を通じて筋肉に保管されます。筋肉が硬くて、筋肉細胞の栄養の保管能力が低いと、血液中の糖分が高くなり糖尿病になります。筋肉をほぐすと糖尿病が治るのはそのためです。

筋肉は太さや大きさで、その機能の優劣が決まるのではありません。凝っていたり、緊張している筋肉は、使い物にならないのです。脱力している筋肉だけが、貯蔵庫として、パワーエンジンとして、使い物になるのです。

だから動物は常に筋肉を脱力させて、筋肉の機能を守ります。たくさん食べても筋肉貯蔵庫の許容量が大きいひとは太りません。食べたエネルギーを筋肉パワーにできるひとと、脂肪に流れるひととでは筋肉の質が違うのです。

脱力したよい筋肉を持っているひとは、貯蔵量が大きいので、長期間食べなくても耐えることができます。最高の筋肉をつくれば、食べなくても宇宙エネルギーだけで、生き抜くことさえできるのです。

筋肉の仕事3　病気のメッセンジャー

筋肉の役割の三つめ、それは大きな病気の予告屋です。筋肉は内臓に活動エネルギーを供給しているので、内臓に異変があると筋肉内の活動エネルギーが奪われて、筋肉、特に関節を動かすときに筋肉が痛むのです。

たとえば、心臓病のひとは心臓がちゃんと治るまで、左の肩関節が五十肩のように痛みます。脳血管障害の場合は心臓病とは逆に右側の肩関節が痛みます。肩関節に付いている筋肉は心臓病と脳血管障害の予告屋です。予告を無視して、多くの国でたくさんのひとが死んでいます。

まだあります。肝臓、婦人科系、大腸の異常は、右股関節が硬くなってきて、しまいに右側の腰が張ることで教えてくれます。肺、皮膚、胃の異常は、左股関節が硬くなり、左腰が張るようになります。

内臓の病は不摂生から来るので、筋肉は不摂生反応装置でもあるのです。

生活習慣病は必ず、筋肉から「痛み」というメッセージが送られているはずなのです。いや、メッセージを送れない硬い筋肉の持ち主もいます。筋肉が、ちゃんと内臓病の予告のメッセージを送れるように、脱力して柔らかい、敏感でクリーンな筋肉をつくってください。

第五章　思い込みのからだ

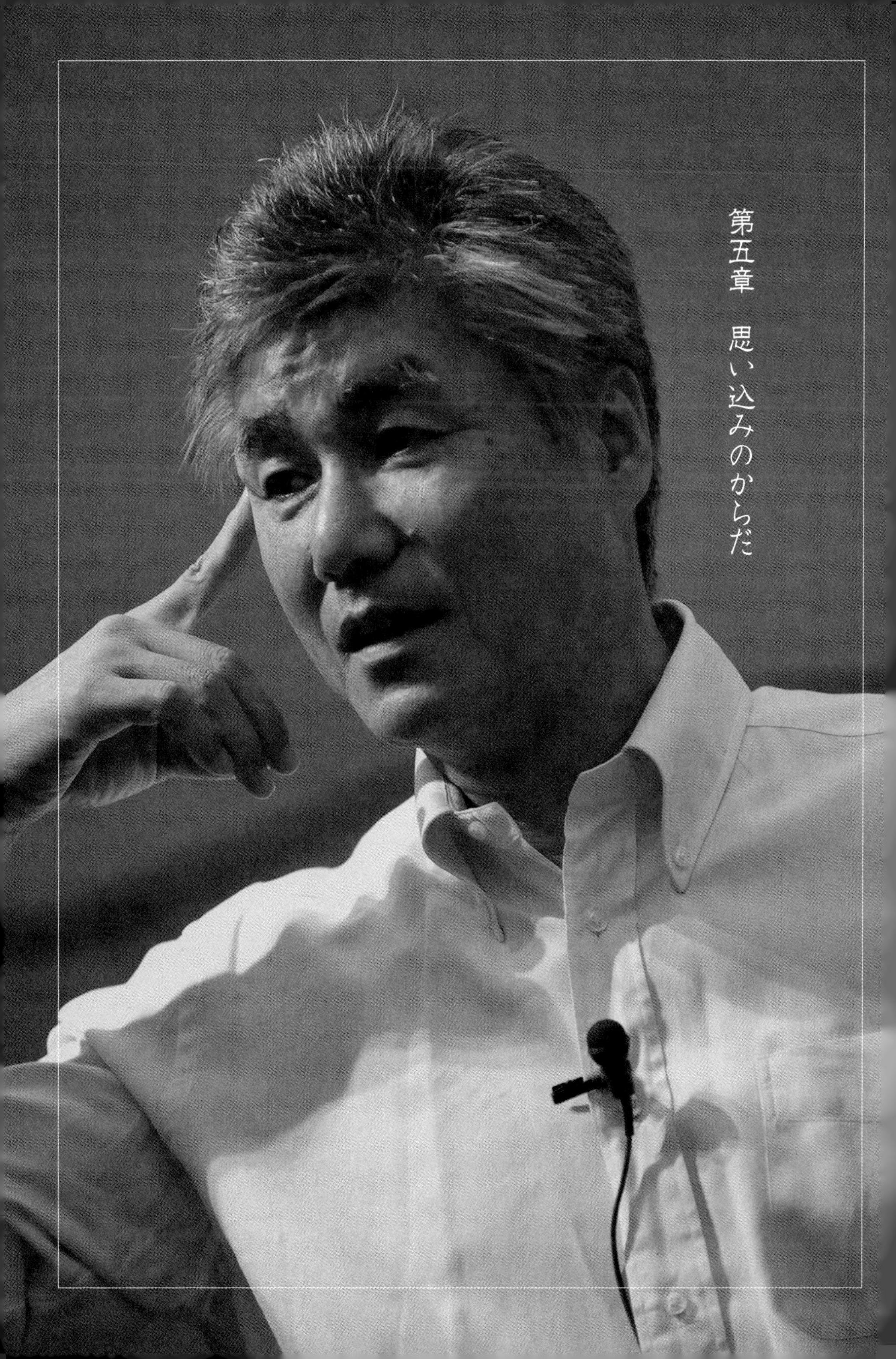

食事に固定観念はいらない

私の生徒が近所のおじいさんについて話したときのことです。

そのおじいさんは九十歳を超えても、かくしゃくとしているそうです。ご本人は「元気の秘訣は毎日欠かさずステーキをいただくからだ」と話していたといいます。

その話を教えてくれた自力整体教室の生徒さんは、根っからの菜食主義者で、「健康になれるなら死んでもいい」という健康オタク。

彼女は「肉は殺された動物の恨みのエネルギーがこもっているので絶対に食べてはいけないのに、なんであの、肉を毎日食べているおじいちゃんが元気で、私のようにちゃんとした食生活をしているひとが、冷え性で便秘で腰が痛いのでしょうか？」と質問してきました。そのとき返した答えが第一部に載せた「節制」という詩です。

私は整食法などを提唱していますから、食事の内容に対しては厳格だと思われています。しかし残念ながら普通のひとより無頓着です。タバコは吸うわ、酒は飲む、休肝日なんてない。インスタントラーメンが大好きで、二日に一回は食べる。野菜は食べない。

ただ、決めているのは、仕事をしているときは完全に水分しかとらない。すべての仕事が終わってから初めての食事をする、ということだけです。

私の栄養の観念は、「馬は草しか食べていない。それなのにあのスピードで、あの体格だ。人間だって馬と同じ動物。何を食べても馬のようになるはず。だから私は何でも食べる」です。そう信じ込んでいます。

この健康に対する私の信念が、一日一食で七〇キロの体重を維持し、執筆、講演、セミナー、教室指導と働きながら、三十代の筋肉を維持できているのだと思います。

要するに、私の中に、「不摂生は病気」というイメージがないのです。

イメージが湧かないものになれるわけがないのです。

あのおじいさんはステーキは健康によいと信じ込んでいますから、そのとおりになっているのです。一方の生徒さんは食べ物に対し偏見を持ち、悪いイメージを持っている。そんなひとに食べられる食物は、「栄養になんかなってやるもんか」と思っているでしょう。

健康になるには、無頓着が一番。あまり余計な健康知識がないほうがいいのです。

食べることへの私の思い込み

子どもの頃胃腸虚弱だった私は、食べることに対して独特の思い込みをするようになりました。

私は小さい頃、母が食べさせてくれても、胃腸が消化できず、すべて下痢をしてしまう、牛乳を飲むと腹痛で苦しむ、そういう子どもでした。私のすぐ上の兄は胃腸炎がもとで、三歳で死んでいます。ですから、私には、ひとが「食べることは喜び」と言っていることが信じられないほど、食べるということが苦痛でした。私にとっては食べることほど、体力を消耗することはなかったのです。

あれから五十年。人並みの胃腸になり、今では何でもおいしくいただけます。栄養学の知識も増えました。しかし今でも多種類のものを食べると、体力を急激に消耗する感覚は子どもの頃と変わりません。だから仕事をする前に食べたり、仕事の途中で食べたりすると、急激な体力の低下に襲われ、脳もからだも眠り状態に入ってしまいます。これは私の思い込みのなせるワザです。食後、元気に活動できるひとの体力がうらやましいと思っていました。

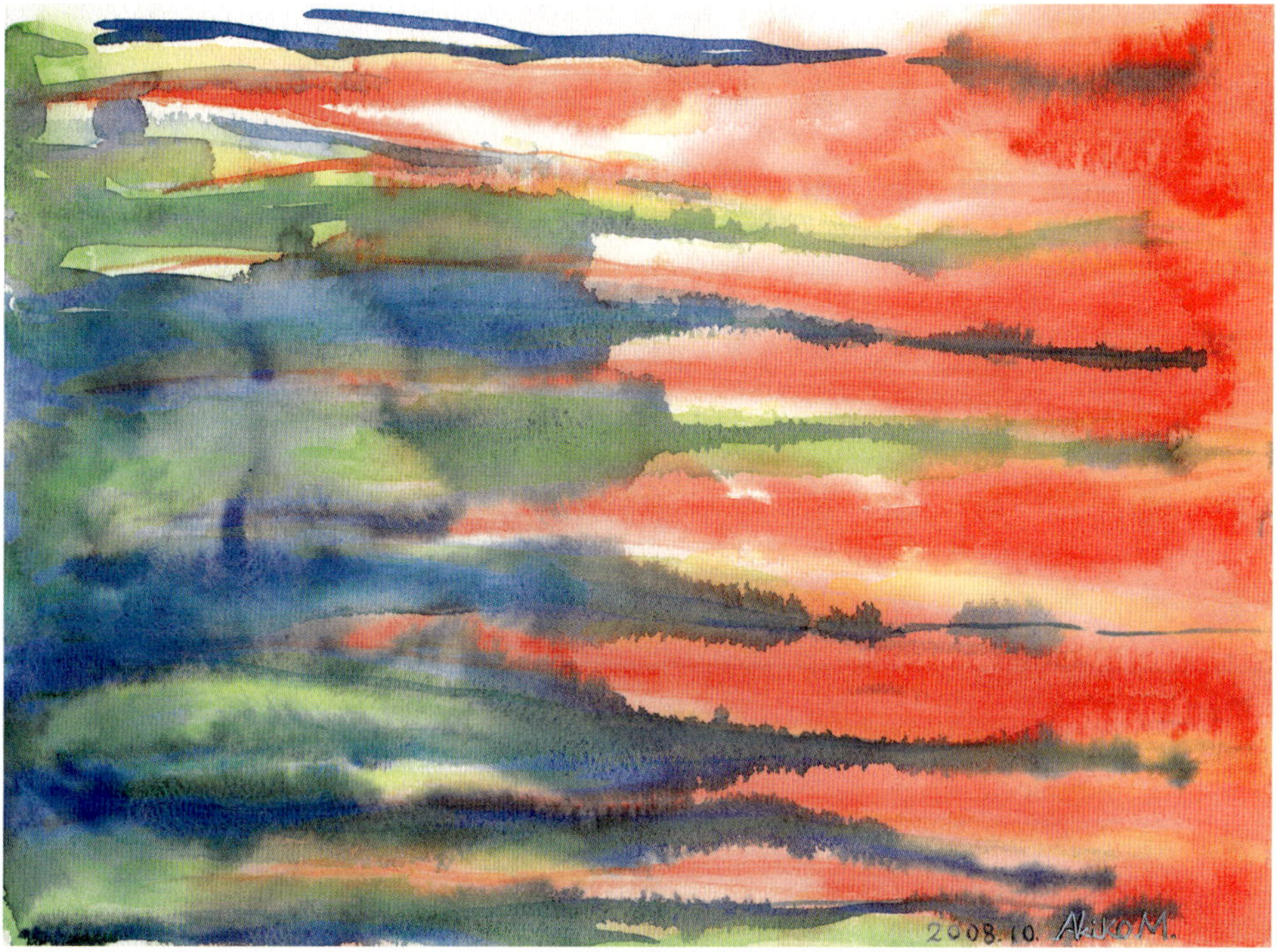
2008.10. AkikoM.

でも食後、元気に動けるひとたち、また食べないと力が出ないと信じ込んでいるひとたちは、本人は気づかなくても確実に関節は硬くなり、内臓は疲労し、脳も確実に老化します。だって、仕事と消化活動の両方を同時にやるのだから。

この私の弱々しい胃腸が、「仕事をしているときは食べない」「食べたら仕事をしない」という「空腹運動労働法」という方法の発見につながったのです。

二人の会話

バイキング料理をいただいていたとき、隣の席で二人の女性の会話が聞こえてきました。ふと見てみると一人はふっくらとした女性、もう一人はほっそりスリムな女性です。食事はというと、スリムな女性のお皿は山盛り、ふっくら女性のお皿は少しだけ。

「私少し食べても太るたちなのよねえ」とふっくら女性。

「私どんなに食べても太らないの」とスリムな女性。

私は思いました。ふっくら女性はこころの中で自分が太っていく絵を見ながら食べている。だから、からだはその絵の設計図どおりに吸収しようとする。スリムな女性は食べても太らない自分の絵が見えている。だから、からだはその絵のとおりになるようにする。

ひとは何をどれだけ食べるかではなく、どんな自分をイメージしながら食べているかが、問題なのです。ふっくら女性は「食べたら太る」という観念を食べているのだし、スリムな女性は「食べても太らない」という観念を食べているのです。

ひとは老いると足腰が弱る、という観念を食べながら生きているひともいるし、認知症になるかも、という観念を食べているひともいる。癌になったらどうしよう、という観念を食べながら、しっかりからだは観念の望むような姿になろうとする。今さらながら観念の恐ろしさを感じます。

目はこころの窓

目も耳も不思議な器官です。目にはいろいろなものが飛び込んでくるのに、実際の目は自分が見たいものだけを見ています。耳も同じです。耳に入ってくる音をみんな聞いていたら、気が狂ってしまうでしょう。つまり目も耳も、意志の働きでもって、「見えて」「聞こえて」いるのです。

子どもの近視について考えてみましょう。冒険心、好奇心の強い子は、遠くまで、広い世界を何でも見たいから、近視になりません。誰とでも仲良くなれる積極的な子も、ひとを怖がることがないから、近視になりません。逆に、引っ込み思案で、世界を広げようとしないで閉じこもる子は、ひとを見ようとしないから、近視になります。また、親が子どもの好奇心や冒険心を奪っても、子どもは近視になるのです。

親の転勤で何度も転校させられた子どもは、親しい人間関係が結べず、近視になりやすいのです。学校は黒板の字が見えないからといって、すぐにメガネをかけさせます。本当は見えないのではなく、見たくないから見ようとしていないのに。視力は見ようという意志さえあれば、回復するのですが、メガネを装着した時点で、メガネの視力になって固定してしまいます。

目に関する専門家は、目が見えないのではなく、見える目なのに見ようとしない、そういう子どものこころを感じてあげてほしいと思います。

成功の秘訣

これは思い込みの応用編です。

頭の中でいつも考えていること、寝ても覚めても考えていること、脳の作業時間が最も多い考えごとがそのひとの現実を作っているのです。飛行機をつくったひとは、こころの中で一番長く、飛行機の絵を描き続けていたひと。世界一のスプリンターは、トップでゴールを切る自分の姿を一番長くこころで描いたひと。そして、今の現実が、体調が不本意な状態のひとは、長い間自分自身に不平不満を抱き続けてきたひとなのです。

設計図があってこそ家が建つように、ひとはこころに描く絵によって、現実という家を建てます。太っている自分の絵をこころの中で見ながら食べるひとは、必ず太ります。逆に、食べて自分が太る、という絵が見えないひとは、どんなに食べても太らないのです。

人生がそんなからくりで動いているなら、なりたくない自分の映像をこころから消し去り、なりたい自分、ありたい自分、成し遂げた自分の絵を、ありありと、しかも二十四時間描こうではありませんか。

第六章　女性のからだ

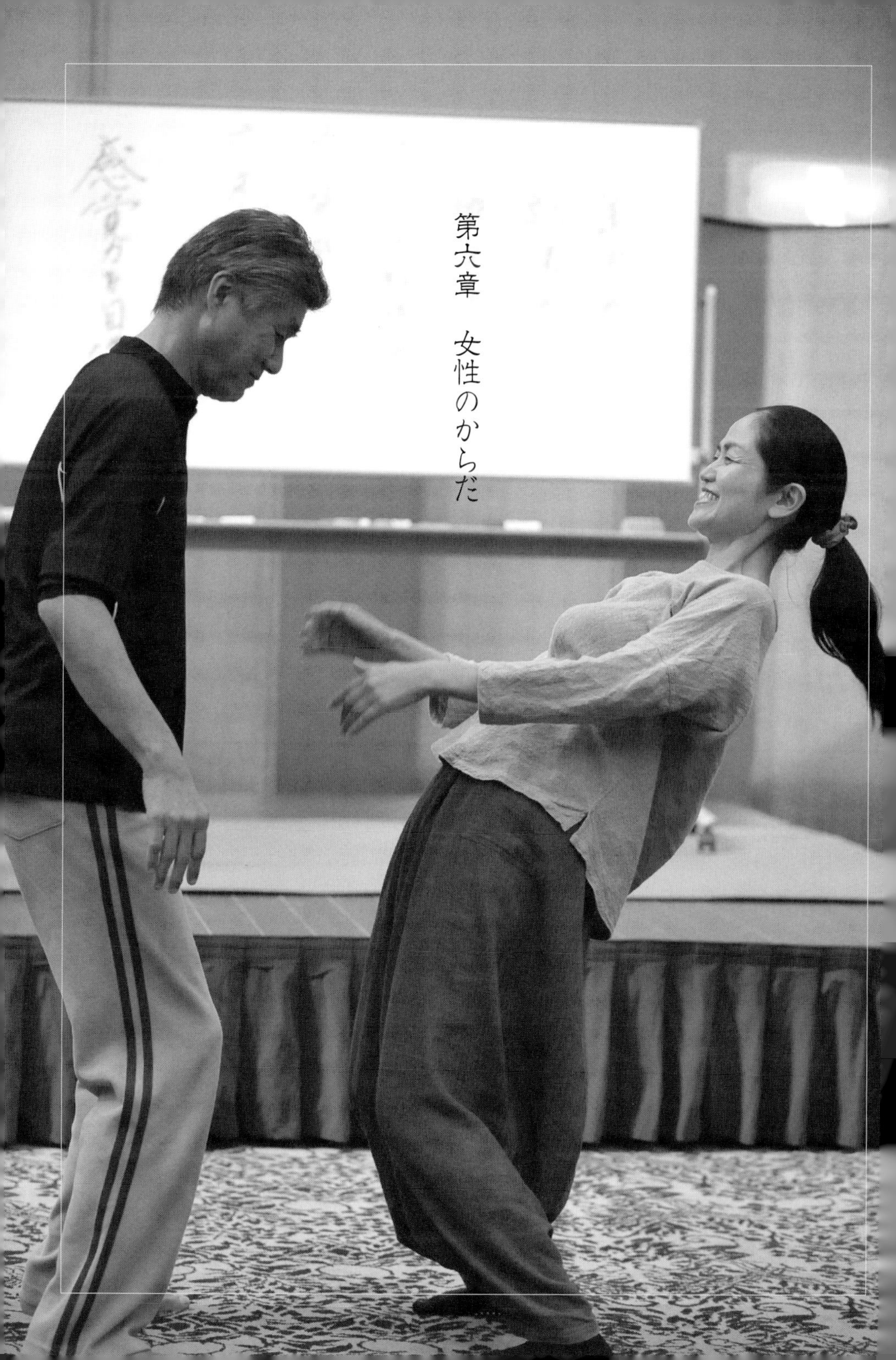

女の強さ、したたかさ

女性の骨盤は子どもを産むため、開いたり閉じたりしています。出産の予行演習である月経は十歳で初潮、五十歳で閉経と計算すると、四十年もの期間です。この四十年の生理期間で、約四百八十個の卵子が毎月、子宮へ降りてきて月経になるのです。

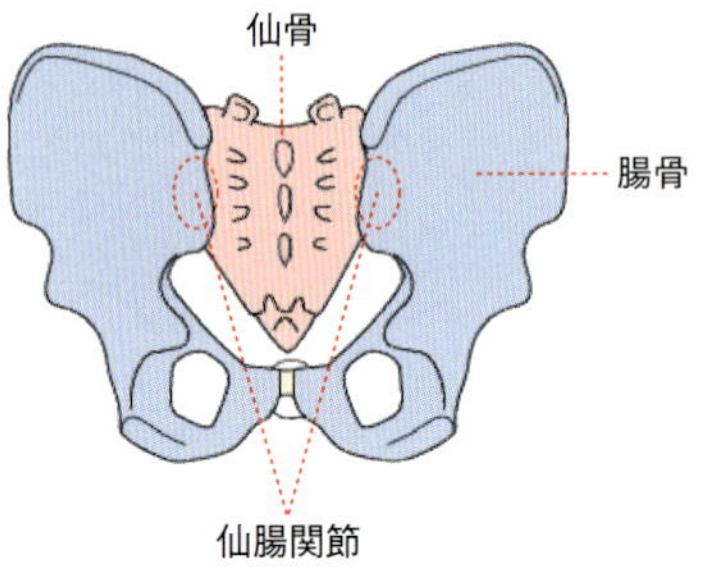

六十歳で妊娠し出産したひとがいました。彼女は三十五歳で生理が止まり、六十歳で恋愛をし、その途端月経が始まったのです。そして、まだ使われていなかった卵子が、精子と結合しました。卵子、恐るべし。

骨盤は卵子の命令を受けて生理のときは広がります。月経が始まる四日前になると、右側骨盤（仙腸関節）がゆるんで広がります。左側は閉じたままですので、骨盤が左側にねじれて、左の大腸を圧迫します。それで生理前になると多くの人が便秘になるのです。右側が開ききったら、次に左側の骨盤（仙腸関節）が徐々に開きます。左側が開き始めた直後に、出血が始まります。骨盤のねじれが取れ、その結果今まで溜め込まれていた便が、下痢になって排泄されるのもこの時期です。そして左側骨盤が開ききり、左右均等になったときに出血は止まり、月経が終わります。

月経が終了した日に寝床で横たわっていると、ゆがんでいた骨盤が正しい位置に戻るのがわかるはずです。そしてゆがんだ骨盤がリセットされてから、左骨盤から閉じ始めます。四日かけてそこが閉じきったら今度は右骨盤が閉じて、しばらくして排卵が始まります。

この見事なまでの再生作業を、女性は毎月行っています。血液を浄化すると共に、古い記憶も浄化し、ゆがんだ骨盤を整体して、次のひと月に備えるのです。

失恋しても見事なまでに、過去のこだわりを捨てるのは女性です。くよくよ過去を引きずる男性には、真似ができません。四百八十回生まれ変わる女性に、男性が勝てるわけがないのです。

日本の将来と月経

生理不順や生理痛で悩んでいる女性が多いと聞きます。無理なダイエットで生理痛に苦しんでいるひとも多い。先にも触れましたが、十歳で初潮を迎え五十歳で閉経すると計算して、約四百八十回の月経に苦しむのでは、生きているのがつらいものだと感じても無理はありません。

それだけではありません。月経が苦しければ当然出産も苦しい。苦しい出産からは虚弱な子どもが生まれます。そしてその虚弱な子どもが将来の日本を支えるのです。だから月経を整えることは、将来の国の命運がかかっているといっていい。月経痛を治すのは簡単です。月経が終わった日は動かないで寝床で休むことです。目の筋肉と骨盤を開閉する筋肉はつながっているので目も使いません。開ききっている骨盤をゆがませなければいいのです。

たったそれだけのことを守るだけで、視力もよくなるし、肩こりも取れ、便秘や冷え性も頭痛さえも消えていきます。魔法の一日が、出血の終わった一日なのです。

娘を持つ親は、娘に、学校に、このことを伝えてください。学校の教師は体育の時間、その子を休ませる配慮が必要です。そして企業も生理休暇を徹底してほしい。それで、現在の不妊の多い日本の悩みは解決します。元気な子どもが、日本を背負っていくでしょう。

第七章　からだを治す

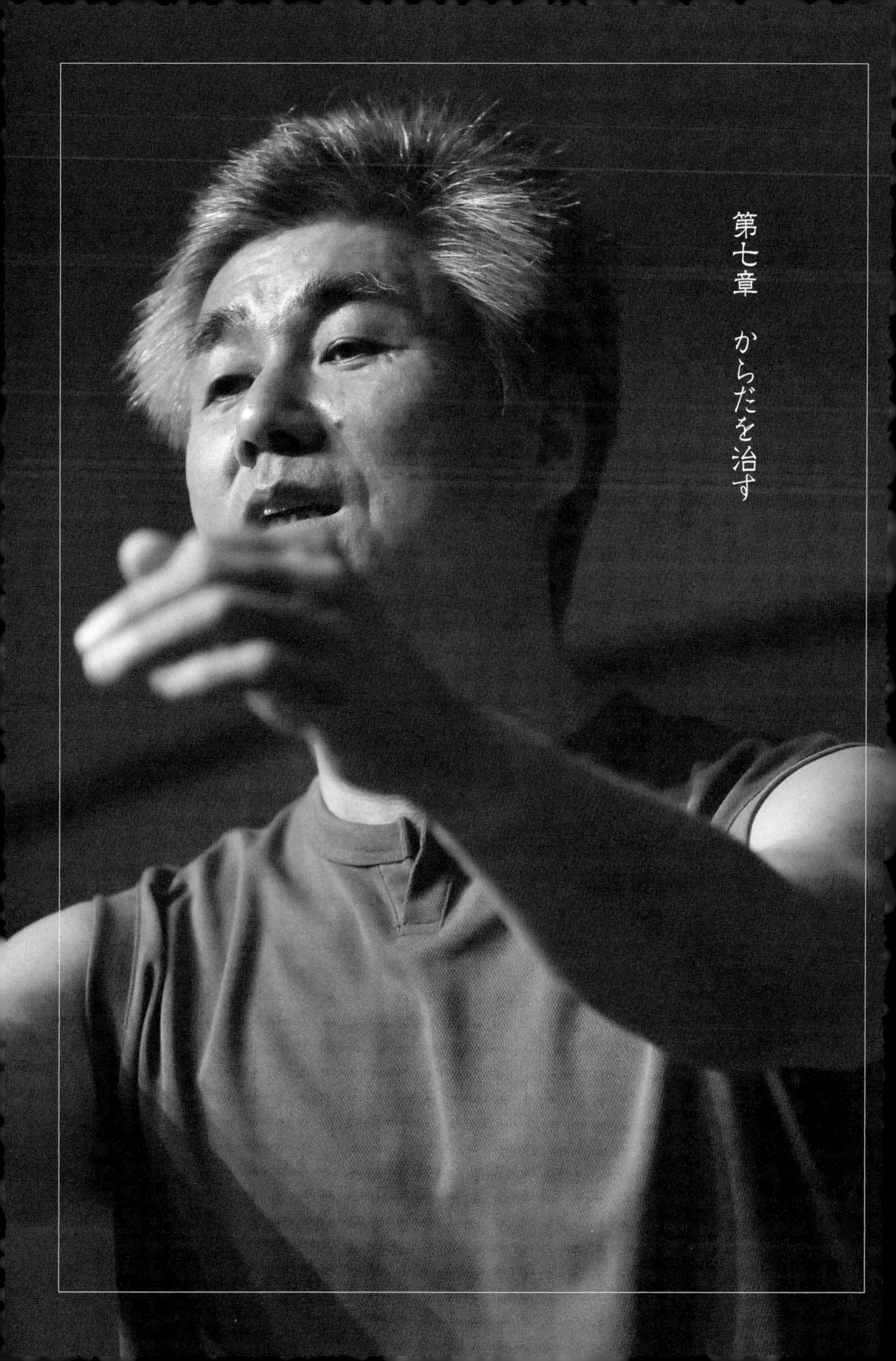

痛みのメカニズム

1．頭の痛み

頭の皮の下に筋肉が通っているのを知っていますか？

ほとんどの頭痛はこの筋肉の痛みなのです。決して脳が痛んでいるのではない。

人間の筋肉は全身が系統立ってつながっています。頭の筋肉は前がおでこから頬、頬から舌、下あごから胸鎖乳突筋、そして胸から胃につながっています。後ろ側はおでこから頭の中を通り後頭部、首を通って肩甲骨内側、そして胃の裏側の背中まで。

これらの筋肉は頭頂から胃までの前側筋肉と、頭

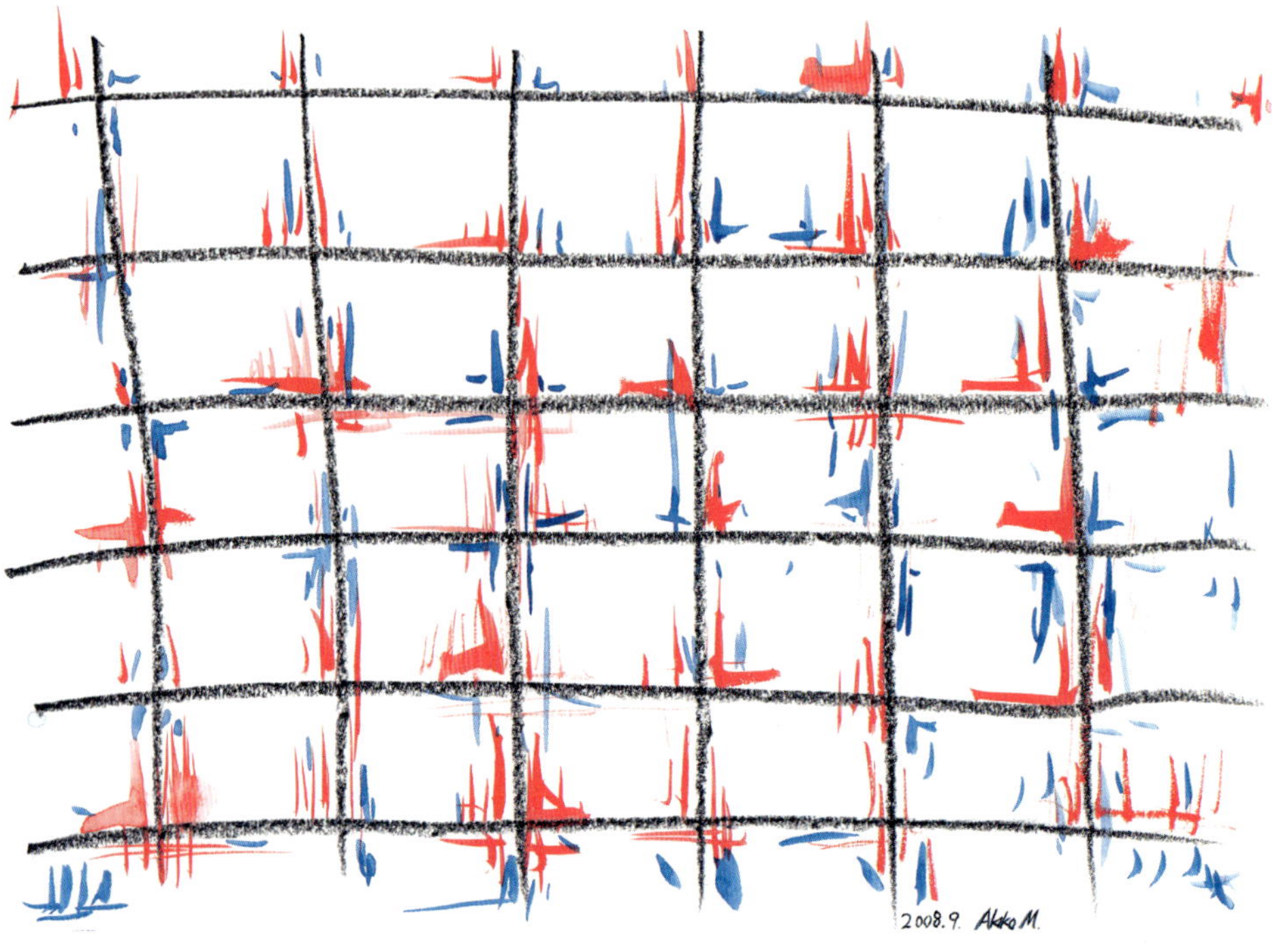

頂から胃の裏までの後ろ側筋肉の間で、五対五の割合で引っ張り合ってバランスを取っています。バランスが取れているときは、健康で痛みはまったくありません。

ところが、胃の消化能力が低く、胃の筋肉が弱くて、食べると胃が下がるひとがいます。そんなひとが、寝る前の「胃が休止する時間」に食べた場合や、食後のデザートで筋肉がゆるむ甘いものを食べた際、胃が数センチ下垂してしまいます。

胃が下垂すると前側の筋肉も下へ引っ張られ、後ろ側の筋肉は上に引っ張られ、胃の裏、後頭部、首の横、腕、手のひらなどがとても凝って苦しくなります。

ある程度引っ張られると、おでこのあたりの筋肉がプツンと切れたように痛くなり、胃下垂を治そうと胃の中のものを吐こうとします。ところが胃の筋肉が弱いので吐いても何も出てきません。筋肉は胃がもとの位置に戻るまでは引っ張られますので頭痛は二〜三日続きます。二〜三日は何も食べられません。そして胃が回復して軽くなると同時に筋肉の突っ張りも治り、頭痛が治ります。その間は薬も効きません。

これはちょうど、日本庭園にある「ししおどし」と同じです。竹の筒の一方に水が注がれ、それが重たくなってくると傾いて水を吐き出し、もとに戻るときコーンと筒の一方を石に打ちつけます。

そしてまた筒へ水が注がれる。この「ししおどし」と同じで、一定量以上に胃に負担をかけると、竹筒が急に傾くように痛み出します。コーンと頭痛が起きるのです。

2. ぎっくり腰の痛み

頭痛はからだ全体の前後の筋肉の引っ張り合いのアンバランスによるものであり、大もとは胃に問題がありました。ではぎっくり腰を含めた腰痛、坐骨神経痛は何が原因かというと、大腸の排泄力低下なのです。これによる左右の筋肉のアンバランスで発生します。

順番から行くと、

夜遅い食事などで排泄力が低下する。

大腸内に老廃物が溜まる。

大腸の後ろにある大腰筋の左右いずれかが緊張する。

このときは大便がすっきりと出なくなり、おなかにガスが溜まった感じでウエストが太くなる。

大腰筋は股関節の大腿骨と、腰椎一～五番をつないでいます。

だから股関節が硬くなり開かなくなる。

股関節が縮むため、その反対側のお尻の筋肉がゆるんで仙腸関節がはずれそうになる。

そのためお尻から足の後ろ側にかけての筋肉が異常に緊張し、伸ばそうとすると痛みが走る（坐骨神経痛）。

左右の骨盤の高さが異なり、背骨も湾曲し、足の長さが違ってくる。

しまりのないゆるゆるの仙腸関節を広げようとした際、仙腸関節を結んでいる筋肉が耐えられなくなり、仙腸関節がはずれる。ぎっくり腰でまったく動けなくなる。となります。

治すには三日くらい食事をとらずに、安静にして寝る。

食事をとらない間、大腸が回復してきます。そして、安静三日目に初めての食事をした刺激で大量の排便がある。

大腸の緊張が排泄によってゆるんだため、大腰筋の緊張もゆるむ。

股関節が自由になって開くようになる。

股関節が開くとお尻の筋肉が収縮力を取り戻し、はずれていた仙腸関節をもとの位置にリセットする。

今まで突っ張っていたお尻から足の後ろ側の緊張がゆるむ。

骨盤の高さがそろい、足の長さも同じになっている。

これでぎっくり腰を起こす前よりもからだが軽い、となります。

ぎっくり腰はこのようにからだ自身が自然治癒してくれます。こういうときにへたに「治療」などをして患部を触らせないようにしてください。からだの好きにさせておくのです。

先ほどの頭痛の「ししおどし」と同じように、内臓がある程度疲れたら、それに応じて筋肉が緊張して痛みになるので、頭痛は胃、腰痛は大腸の疲労から起こると考えられます。

3. 生理の痛み

女性には月二十八日〜三十日周期で月経が訪れ、約三〜四日間出血します。この周期と、骨盤と仙骨との間の仙腸関節の開閉が同時進行しています。

たとえば、月経の四日前に右の仙腸関節が開いてきます。このときに右側の仙腸関節が開きにくいひとは腰や下腹部が痛みます。右が開ききったら今度は左が開き始めますが、左が開き始めると同時に月経が始まります。月経は左側が完全に開くまで出血は続きますので、月経期間は左側の仙腸関節が開く日数によって、ひとそれぞれ違います。月経が始まる直前か始まってから生理痛があるひとは、左側の仙腸関節の開きが悪いのです。

月経が終わると今度はその左側の仙腸関節から四日かけて閉まり、そのあとに右側が四日かけて閉まります。閉まりきると排卵を迎えます。大事なのは月経が終わったあとの一〜二日です。左右とも仙腸関節が完全に開ききってゆるゆるになっているのです。この時期に、ハイヒールを履いたり運動したりすることで仙腸関節にゆがみをつくってしまいます。

この月経後の二日間、家でゆっくり、できるだけ寝て過ごしていたら、左右の仙腸関節も引き締まりやすくなるし、次に来る月経のときに左右の仙腸関節が開きやすくなり生理痛がなくなるのです。

また目の遠近を調整する筋肉と仙腸関節を開閉する筋肉はリンクしていますので、目もあまり使わずに休めます。すると視力もよくなります。

昔はこの時期には生理休暇を取ることができました。今は仕事を優先させたりして、生理後の大切な時間を大事にしていないのが、若い女性で生理痛でないひとを見つけるのが難しいという生理痛時代になった理由です。

とにかく、毎月の生理は出産の予行演習だと思ってください。痛みのない生理は痛みのない出産につながり、立派な健康な赤ちゃんにつながることを自覚する必要があります。

4. 風邪の痛み

私たちの骨盤は左右に広がったり閉じたりして動きます。また胸郭も広がったり閉じたりしています。頭蓋骨も同じように前後左右に広がったり、閉じたりしています。そしてこの三カ所は同時に「広がる」「閉じる」を繰り返しているのです。

生きているということは頭蓋骨、肋骨、骨盤が開閉しているということなのです。広がっているときにからだは休息し、閉じているときに活動状態にあります。そして広がっていた骨たちが閉じようとするときに排泄が始まります。だから、朝がトイレタイムなのです。

ところが、慢性的にゆがみがあったり、全身の緊張が抜けなかったりすると、頭蓋骨、肋骨、骨盤は硬直して開閉の幅がなくなります。そうなると人体は風邪をひいて熱を出したり、下痢をさせたりすることで、この硬直を熱で溶かして解こうとします。

頭蓋骨の硬直を解いているときにはズキズキする頭痛が、また肋骨の硬直を解くためには咳が出ます。骨盤のゆがみを正すためには下痢と腰痛があり、背骨と背骨の間がゆがんで硬直している部分はズキズキと痛むのです。そしてこれらの硬直が熱で溶かされ、関節を結んでいる筋肉が完全にゆるんで、頭蓋骨、肋骨、骨盤が広がりきったら熱が下がります。

せっかく風邪によって硬直した頭蓋骨、肋骨、骨盤が柔軟になり、開閉力を取り戻しているのに、解熱剤で無理やり熱を下げようとするひとがいますが、それは絶対にやってはいけません。熱は頭蓋骨、肋骨、骨盤が完全に広がりきったら必ず下がります。

ここで注意をしたいのは、熱が下がったら治ったと勘違いして動き始めないことです。熱が下がりきっている状態の頭蓋骨、肋骨、骨盤はゆるゆるにゆるんでいるので、動くとズレてしまいます。このときは平熱よりも下がっていますから、平熱に戻るまでは活動してはいけません。体温計で平熱に戻った頃を見計らってから動くようにしましょう。

西洋医学は風邪のこのような作用を知らないので、薬で熱を下げようとします。すると骨格の硬直がそのままになり、中途半端な状態のからだになってしまいます。すると、それをもとに戻そうと何度でも風邪をひこうとします。それをまた薬で抑えるのなどを繰り返すと、今度は熱が出せないからだ、つまりゆがみを正せない慢性的な不調へとつながっていくのです。

このようにしてからだは、痛みというメッセンジャーを通して、「病んだからだの修復中だから、安静にしておきなさい」とメッセージを送ってくれているのです。このまま行けば、死ぬような病になるから生活習慣を変えなさい。現在治療中なのだから何もせずにそのまま待てば終わるから、怖がらないこと、と言ってくれているのです。

あるいは、もしかしたらからだがゆがんで、あるところにだけ無理がかかって痛んでいるのかもしれません。そういうときは、からだをまっすぐにして、圧迫や無理を解放してください。こういうサインをからだが出してくれているって、ありがたいと思いませんか？

第八章　波動のはなし

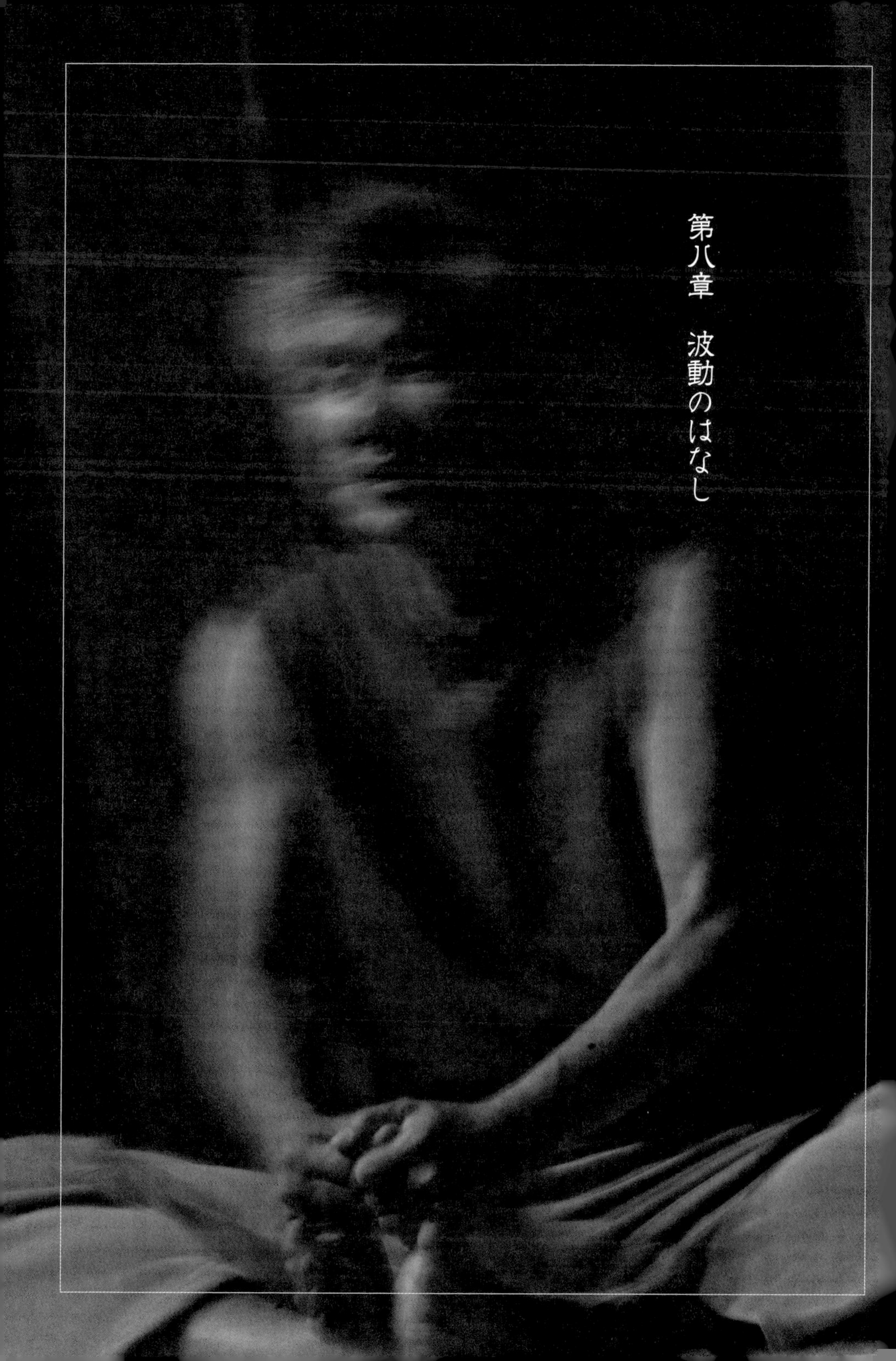

縁と波動

私には娘が二人います。二十三歳と二十歳ですが、よく「友達に裏切られた」とか、「これだけ相手に尽くしたのに、相手は何とも思ってくれなかった」と泣き言を言いに来ることがあります。そういうとき、第一部にある詩「子どもへの遺言」のようなアドバイスをします。

すると、あれほど自分が惨めだ、かわいそうだと怒っていた怒りは静まり、憎しみや仕返しのこころは消えてしまいます。要するに人にどんな仕打ちを受けても、自分のこころの波動を低くしないようにすることが大切なのです。

自分にひどい仕打ちをした人は、波動の低い人と縁があり、同じような仕打ちを受ける可能性があるでしょう。ですが波動を下げなければ二度とそのような人は近づいてきません。

憎しみを憎しみで返したら相手と同じ波動です。そして同じような体験をまた繰り返すのです。

こころの周波数

波長という言葉があります。あの人とは波長が合うとか合わないとかいいます。

波動という言葉も同じですが、すべての存在はエネルギーからできています。エネルギーは絶えず動いていますので、振動しています。そして物によって振動する速さが違います。たとえば石ころも水も私たちの肉体も、すべて振動するエネルギーからできていますし、目に見えないいのちのエネルギーやこころのエネルギーも振動しています。暗い冷たいこころと明るい温かいこころを振動数で比べてみると、明るい温かいこころから発するエネルギーのほうが振動数が多い、つまり周波数が高いのです。

また恐れのこころのエネルギーと喜びのエネルギーを比べたら、喜びのほうが周波数が高い。

波長が合うというのは、「嬉しい」「楽しい」「面白い」というこころの周波数に、同じような気持ちの人が共鳴していくわけです。そして、お互いが自然に縁をつなぎ集まり集団を形成します。

また、別の言い方をすれば、周波数に合わない人は自然に別の、自分と同じ周波数の思いを持っている人のところへ引き寄せられるのです。

これを波動の法則といいます。波動が高くなると、からだもこころも見た目も、明るく、軽く、温かく、柔らかく、周りの人を癒します。波動が低くなると、からだもこころも見た目も、暗く、重く、冷たく、硬く、周りの人を不調にします。さらに、同じ波長を引き寄せますので、泥棒も波長の低い人の家に集中し、事故や災難も波長の低い人に集中します。

空き巣もなぜか、その泥棒の波長と同じ家に引き寄せられるのです。また、お金も自分を大事に使ってくれる波長の高い人の財布に入りたがります。だから人間関係にも恵まれ、健康にも恵まれ、金銭にも恵まれ、災難を避けて生きるには、周りを変えるのではなく、ただただ、自分のこころの波動を高く保つだけなのです。

そして面白いことに、高い波動の人は、低い波動の人を引き上げる力を持っているのです。

思念の法則

水がめの水の上に小石をポトンと落とすと、きれいな波紋が広がります。

そして、水がめの縁までやってくると、跳ね返されてもとの落とした部分まで、波紋が戻ってきます。

この小石を自分の思考・言動・行動だとすると、自分の出した思考・言動・行動は縁に跳ね返って自分に還ってくることになりますし、実際この世にはこのような法則があるのです。要するに自分が発したものが還ってくる。

だから誠実であり続けることも、ひとを決して傷つけないという誓いも、「自分がやらなければ、それを受けることはない」という、自然法則をうまく利用した、自分が裏切られない、傷つかないで人生を生きるための最高の方法といえるのです。

そしてもうひとつ、自分に落ち度や誤りがなくても、ひとは嫌がらせをしたり、いじめたりします。そういうときは、相手がこちらにしている嫌がらせや、いじめを贈り物だと感じましょう。

相手が差し出している贈り物を、あなたは「ノー・サンキュウ」と言うか、または「せっかくだけど、私は受け取りを拒否します」と思えばいいのです。すると相手は「嫌がらせ」や「いじめ」という贈り物を自分が引き取るしかない。自分が出した波紋は自分が受け取るしかないのだから。

昔、ヨガの師匠に「この一週間の宿題を与える」と言われ、「この一週間、不平不満・文句・愚痴を言ってはならない。思ってもいけない」これを実践しなさい、というのがありました。

一週間後、誰も実践できたひとはいませんでした。不平不満を言うのを我慢したひとはいたのですが、難しいのは「思ってもいけない」ということです。

師は、言動をいくら我慢しても、思っているなら同じこと、不平不満を思っているという思考の波紋が周りに広がり、縁に当たって不平不満を言いたくなるような現実がやってくる。

幸せなこころでいれば、そのひとを幸せにするような現実が還ってくる。

幸せなこころでいれば、周りのひとに幸せのエネルギーを与え、周りのひとが幸せになる現実がやってくる。周りを幸せにしたければ自分が幸せになることだ、これがエネルギーの法則なのだと教えてもらいました。

第九章　男と女のはなし

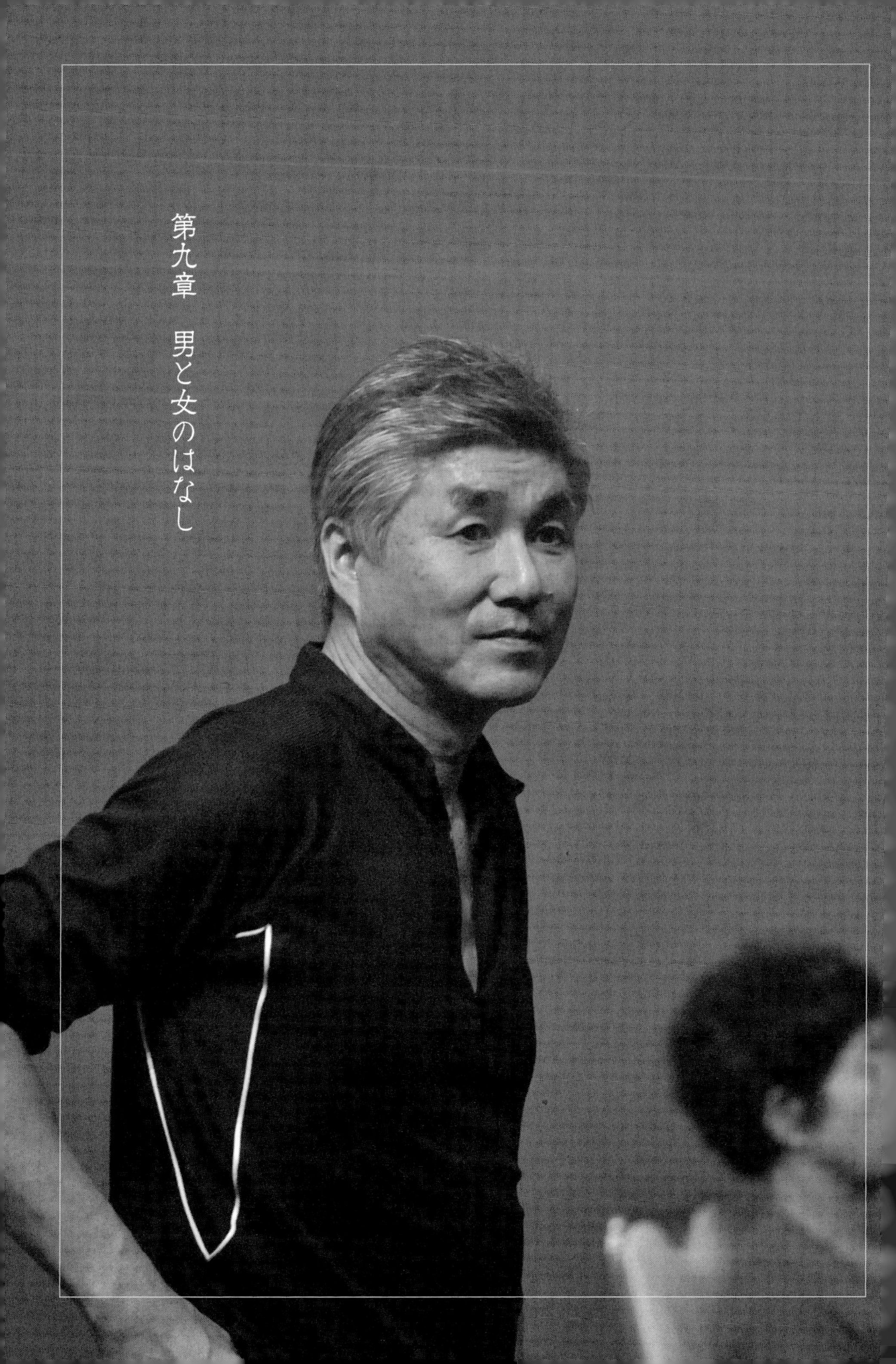

男と女の波動の違い

われわれエネルギードクターから男女の違いを見ると、女性のエネルギーは波動が高く、男は低いのです。そして子どもは性別問わず波動が高い。

病気というのは波動が低くなって起きますが、とかく低くなりやすい男性の波動を女性が引き上げてくれています。しかし、その女性よりも波動が高いのが自然界のエネルギーです。女性は自然界のエネルギーから波動を受けて充電しています。ところが男性は波動が低くて、それができない。だから男性は、女性が自然界から得たエネルギーを、女性を通して得ているという構図です。

低い波動とは、物質に近い周波数ともいえます。おそらく医学をリードしてきた人々は、目に見えるものしか信じない唯物論者だと思うのです。だから現代医学は男性の波動にはマッチしているのです。

しかし、思春期前の男の子や女性の波動は大人の男性の波動とは異なり、物質的な波動よりも、より高い、目に見えないこころの世界の波動を出しています。彼らの肉体に現れる症状のもとは、

第九章　男と女のはなし

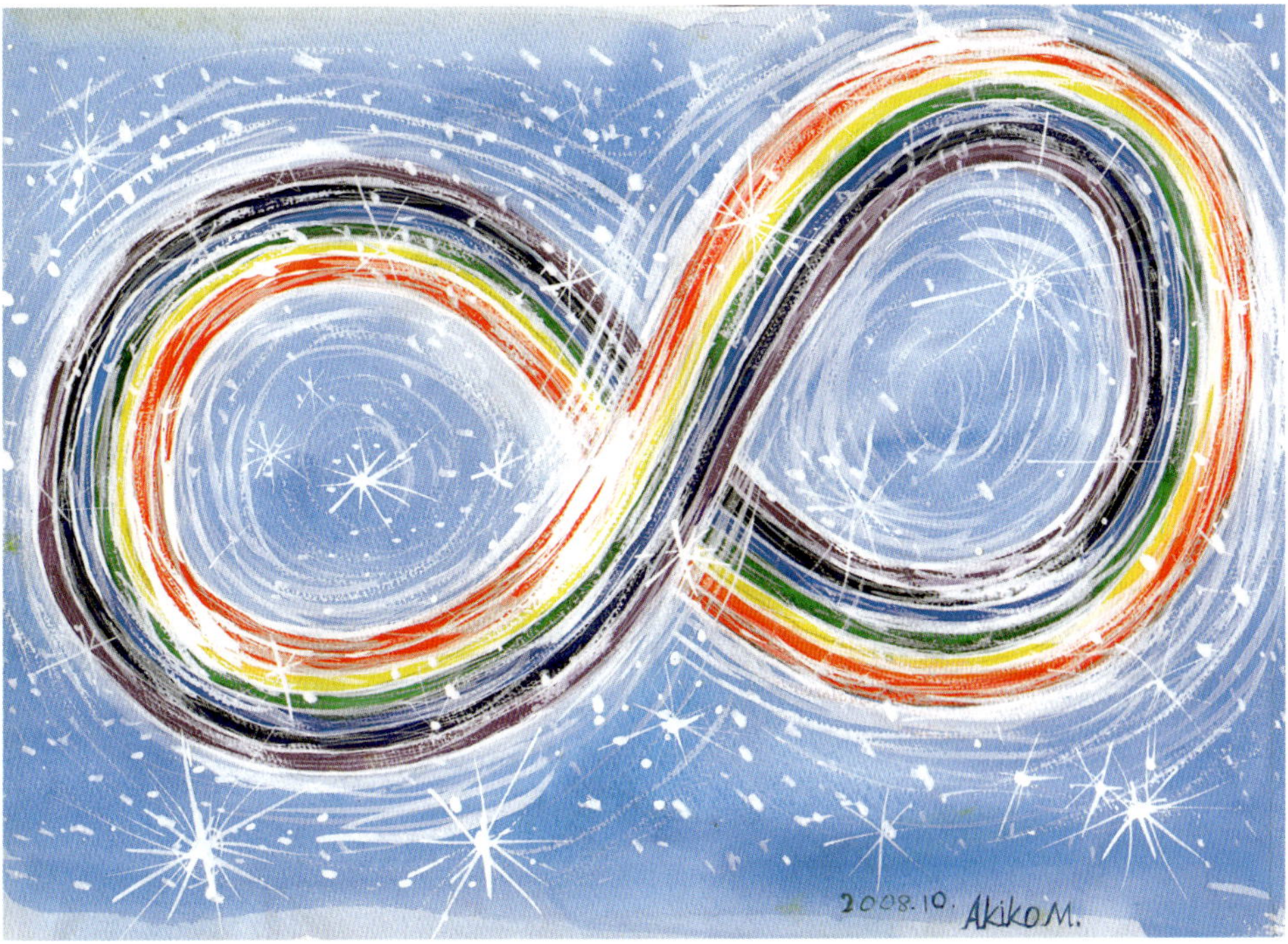

こころの苦しみや痛みから発生し、それが生命力を低下させ、低下した生命力によって肉体がやられるという現象を起こすのです。ですから、薬などの肉体のみに影響する医学では、治せないし、逆に彼らの肉体は副作用で余計に傷つくのです。つまり、男性の病気と女性や子どもの病気は、発生源そのものが違うのです。ですから、男性の病気は現代医学の病院に任せ、女性と子どもの病気はわれわれエネルギードクターに任せるとちょうどいいのです。

女性のエネルギーの状態を観察すると、家というか家族そのものが病んでいるときは、肉体も病むくらい生命力が低下しています。家族問題が解決すると一気に生命力が蘇り、回復へと向かいます。男性はまったくそんなことがなく、それよりも仕事の面白さ、順調さと生命力が正比例するようです。女性のからだは肉眼で見える皮膚ではなく、家という皮膚なのではないかと確信しています。その家族構成や家族の調和状況がそのまま肉体に表れている。だから家を治さないと女性はヒーリングにならないのです。

男の波動

その家の問題で一番の問題児は男性の存在です。女性は周囲の人間関係のなかで特にいちばん近くの男性に影響されます。

男性の波動が明るく、優しく、女性に安全、安定、安心を与えてくれると、女性の波動も高まり、体温が高く、排泄がよく、筋肉が柔軟で、疲れを感じないからだになります。逆に男性が命令口調で、頑固、俺が食わせてやっているという意識があると、女性はみるみる暗くなり、低体温、排泄障害、痛み、老化、正常細胞の癌化になるのです。高い波動は敏感で優しいけれども、エネルギーそのものは弱々しいのです。つまり低い波動に影響されて、高い波動の敏感な女性や子どものエネルギーは破壊されてしまうのです。

面白いことがあります。高い波動の男性と女性が一緒にいると、生理が始まります。何年もなかった生理が始まることさえあるのです。それだけ、からだがその人の精子を受け取りたいとして、その用意をするのでしょう。低い波動の男性と一緒にいると、生理が止まります。この人を卵子は受け入れないと決めたのです。

だから私は若い女性から結婚の相談を受けたとき、生理が前倒しで早く来る人なら結婚しなさい。生理が遅れるようだったら、または止まるようだったら、あなたは結婚して死ぬまで不調続きの人生を送りますよ、とアドバイスしています。

どうすれば男性の波動を上げることができるのでしょうか？　物への執着をやめて、こころの世界に生きることです。妻や子どもは贅沢な遊びや暮らしより、あなたと一緒にいて楽しい時間を過ごしたいのです。あとからでは遅いのです。何かを獲得するために血まなこになる生き方から、家族という単位を楽しむ生き方にチェンジすると、確実に波動は高くなります。安全、安定、安心させる波動になり、あなたの波動で家族の健康を守ることができるようになるのです。

本当の相手の姿を見る技術

私たちは「男と女」というものの姿を、思い込みで見ています。思い込みの女性像、男性像を描いて、それと違うと、許せなくて離婚を考えていたりします。私のところにはそういう男女が多く来ます。しかし純粋にからだの面から見ると、相手の本当の姿が見えてきます。男と女の一番の大きな違いは、エネルギー的にいうと、男性は脳がからだをつくっており、女性はからだが脳をつくっている、ということです。

私が治療者だった時代に、患者さんの筋肉に触れながら、思ったことがあります。男のからだはそのひとの脳の状態が見事に表れ、脳をほぐすような話をすると筋肉がほぐれる。女の筋肉はそのひとの他者との関係性を表現している。

たとえば、女性の頭から首に触れると子どもとの関係が現れ、腰に触れると旦那さんとの関係がわかります。胸にはそのひとの親との関係があり、おなかに触れると金銭の悩みや友人関係や姑との関係がわかるのです。

つまりこういうことです。

男のからだは自分でつくり自分で治す自己完結型。

女のからだは関係性が改善されないと治らない関係性型。

オーストラリアでは婦人科系の診察には、必ず夫を同伴させることが義務づけられているそうです。関係性が病につながることを見抜いているのです。

世の夫諸君に言いたい。妻の顔は、妻の若さは、妻の健康は、夫の成績表だと思おう。妻の病を治す秘訣が関係性の改善にあるなら、夫は関係性のストレスから、妻を守ってやる必要があるのだ。

そして世の妻たちにはこう言います。妻よ、夫の健康に責任を持つ必要はない。彼らは自分で病み、自分で治すのだから。

夫よ、妻に責任を持ちなさい。妻のからだはあなたとの関係性の反映なのです。

男女カリキュラム

私たちは「こころだけでからだを持たないあの世」の生活から、肉体を伴った体験や学びをしたいと願って、この世に生を受けます。いろいろな動機からこの世での誕生を望むわけですが、そのなかには前世でやり残した仕事を完成させたい、前世でうまくいかなかった家族関係をもう一度学びたい、そしてこころから愛し愛されるひとを見つけ添い遂げたい、という動機が「あの世アンケート、生まれ変わりたい動機ベスト3」だそうです（エーッ？　そう思うことにしましょう！）。

現代の日本では生涯独身で暮らし、独身のままで死んでいく人の割合が三五パーセントになりつつあるという話を、あるマリッジカウンセラーから聞きました。女性は二〇パーセントだそうです。ある本では、天国の天という文字は二人という字を合わせたものだから、一生独身で暮らすひとは天国には行けない。男と女の愛の修行をしたひとでないと、天国には入れない。キリスト教の神父や独身の宗教者は天国へは行けないのだと読んだことがあります。嘘か本当かはわかりませんが。

私はこの世の学習カリキュラムに、親子、男女、仕事（お金に関係ない）の三つは必須カリキュラムとして入っていると思うのです。そして理想の男女の愛が完了して、男女カリキュラムは満点ではないかと思うのです。それでこんな詩をつくってみました。

成長する愛

初めは　空想とあこがれの　淡い恋
そして　男と女の激しく求める　恋
家族になったら　家族という会社の
尊敬と信頼の　共同経営者

子どもが去り　二人の生活になったら
苦難を共に戦ってきた　友愛
老いて　お互いがステッキ代わりになると
兄妹のようないたわり愛
どちらかが　あの世に旅立っても　続く　霊愛
一人の人間を愛し、一人の人間から学び
お互い肉体がなくなっても
尊敬し信頼し愛し続ける
そんな愛を　したい

もちろん私などはまだまだ至りませんが。

第十章　医療はなんでダメなのか!?

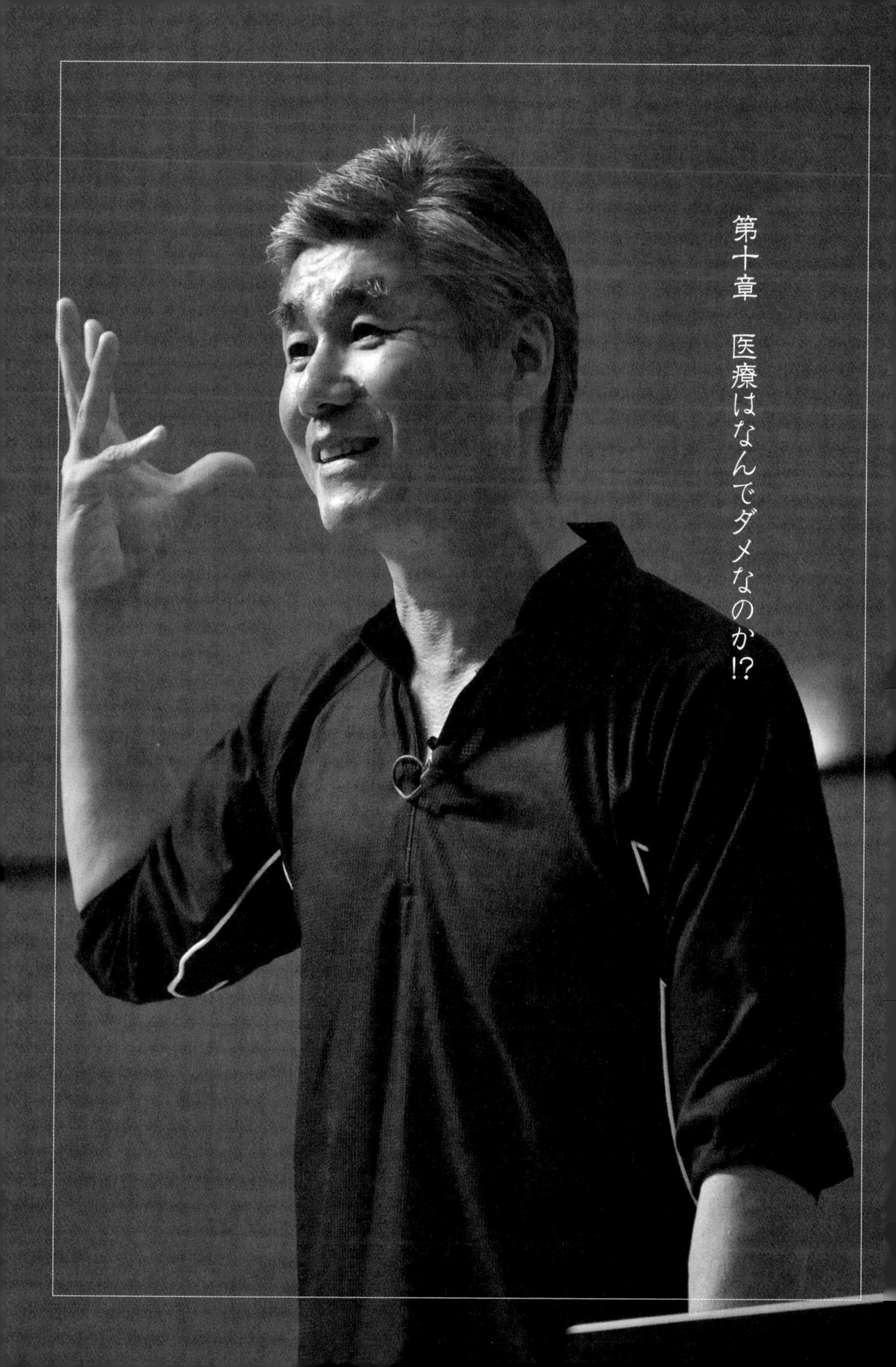

現代医療の未来

病院に入院していて、世話をしてくれる看護士さんが全員男性だったらどうでしょうか。女性の癒しのパワーなくして病気は治らない、男ばかりでは寒々しくて治る病気も治らなくなる、と私は思います。

男性は病巣という敵を見つけ出し、攻撃し、破壊するのは確かに得意です。しかし病を受け入れて、共に生きるという寛大さと強さは、女性にしかできないことです。受け止めることの名人である女性のエネルギーで、子どもの頃から誰でも癒されてきているのです。

その女性のヒーリング能力の高さを認めているのがキューバです。医師の六五％が女性だそうです。学歴がなくても、ひとを助ける情熱さえあれば誰でもが医学部へ入れるし、しかも無料だといいます。それにひきかえ日本はどうでしょうか。小・中・高・大学とトップの成績で、しかも莫大な学資を必要とするのでお金持ちしか医学部へ入れない。おかしな話です。

そして何よりこれからの医学は、老若男女の混同医学ではなく、女性だけの医学、老人の医学、子どもの医学、思春期医学、生活習慣病予防医学など、年齢別、性別に分ける必要があります。専門の臓器だけしかわからない分化医学ではダメです。病んだ人を、感情を持った一人の人間として丸ごと見てゆく、全人医学に発展しなければいけません。今のままでは救急医学だけを残し、他の医学は衰退し、消滅していくことになるでしょう。

痛みの治療

それまで江戸の医療の中核を担っていたのは鍼灸漢方治療でした。それが、明治のはじめ、西洋医学を唯一の日本の医学と決定した政府から、廃止命令が出されました。隠れて治療しているひとは罰せられ、鍼灸のみが視力障害者の生活のために残されたのです。西洋医学は鍼灸や漢方を迷信であると決めつけました。

しかし筋肉や関節の痛みの多い日本人は、西洋医学では痛みが取れなかったのです。それで鍼灸や漢方を探しました。地下にもぐった鍼灸や漢方は、痛みの治療という面でひとを集め生き残りました。

西洋医学で原因がわからない痛みの多くは、気・生命活動エネルギーの循環障害です。筋肉の硬直がエネルギーをブロックし、ブロックされた部分が痛むのです。そのブロックを丁寧に、鍼やお灸ではずして、気を流す。それで庶民は鍼灸を決して見捨てなかったのです。

その後目が見えるひとでも、灸をしたり整体をすることが許されるようになりました。そして町中に鍼灸や整体の看板が出て、西洋医学で治らなかった人々はそこへ向かうようになりました。

肉を扱う肉のドクターと、整体や鍼灸などでエネルギーを扱うエネルギードクターが、いつか手をとり、共に働く時代が来るでしょう。

検診制度

日本ほど検診の多い国は他にありません。健康に数値をつけ、基準を定め、その基準内にないひとを異常と決めつけます。

子どもの虫歯検診が私の目にどう映っているかお話ししましょう。歯科医が子どもの歯の表面を鉄のつめでがりがりこすり、歯を守るエナメル質を傷つける。おかげで虫歯菌がそこから侵入して

第十章　医療はなんでダメなのか!?

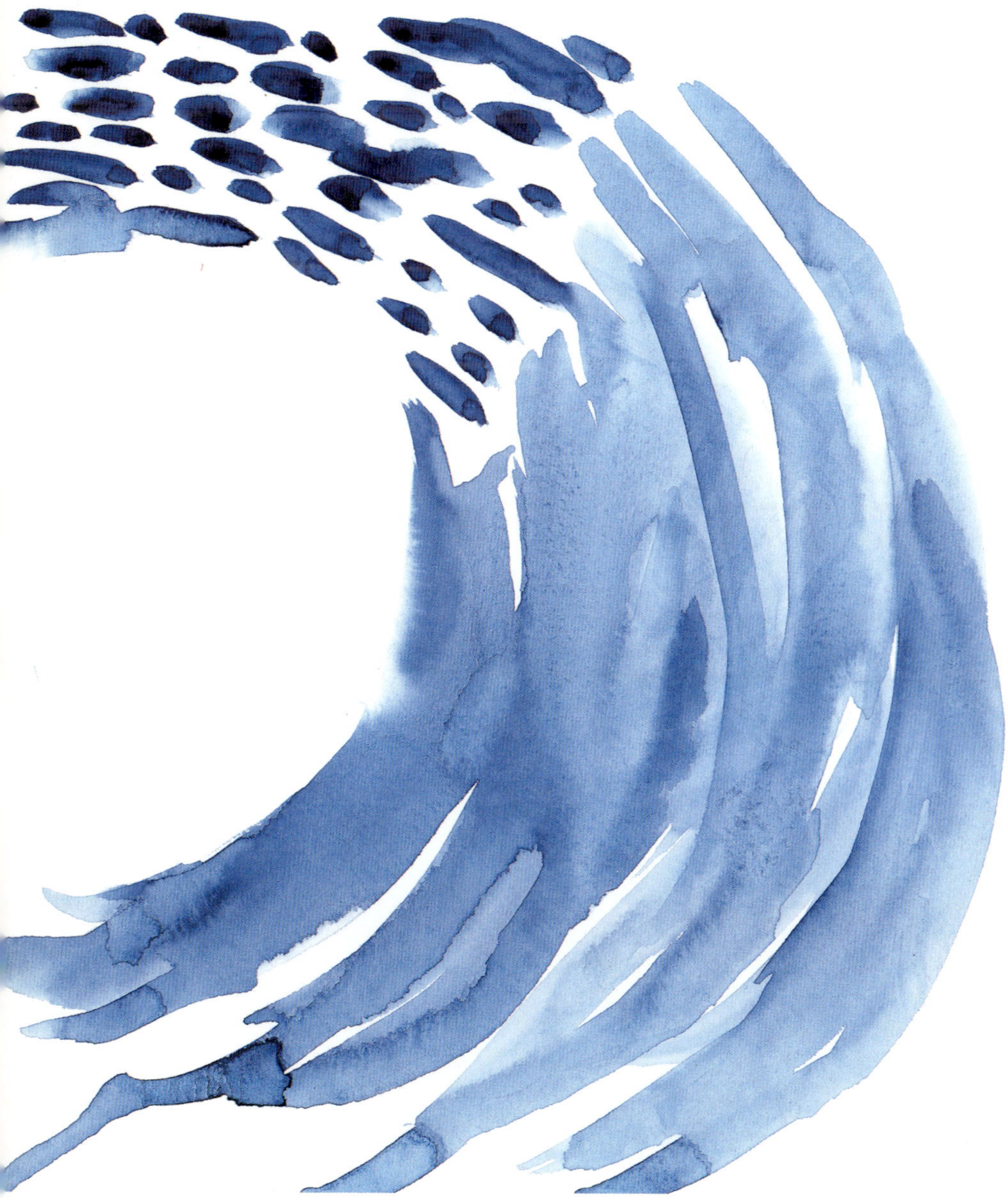

虫歯になる。さらに「虫歯にならないように」と練り歯磨きで歯磨きさせることで、歯を守っている常在菌を殺し、余計に虫歯にさせています。日本にこれだけ虫歯が多いのは、検診制度と練り歯磨きのせいだと、早く気づいてほしいと思います。虫歯など深い眠りで、自然に治癒するのです。

眼科検診も同様です。子どもたちに黒板の字が見えないからといって、安易にメガネをかけさせるから、その子は生涯にわたって目が悪くなるのです。たとえ今は一時的に見えなくても、将来見えるようになるかもしれない可能性をそれで奪ってしまいます。

世界にまれに見る虫歯大国、近視大国日本は、こうやって検診制度からつくり出されています。もう、徴兵検査は終わったのです。自由な時代になったのだから、検診制度は終わりにしませんか。

第十一章　恐れを受け入れる

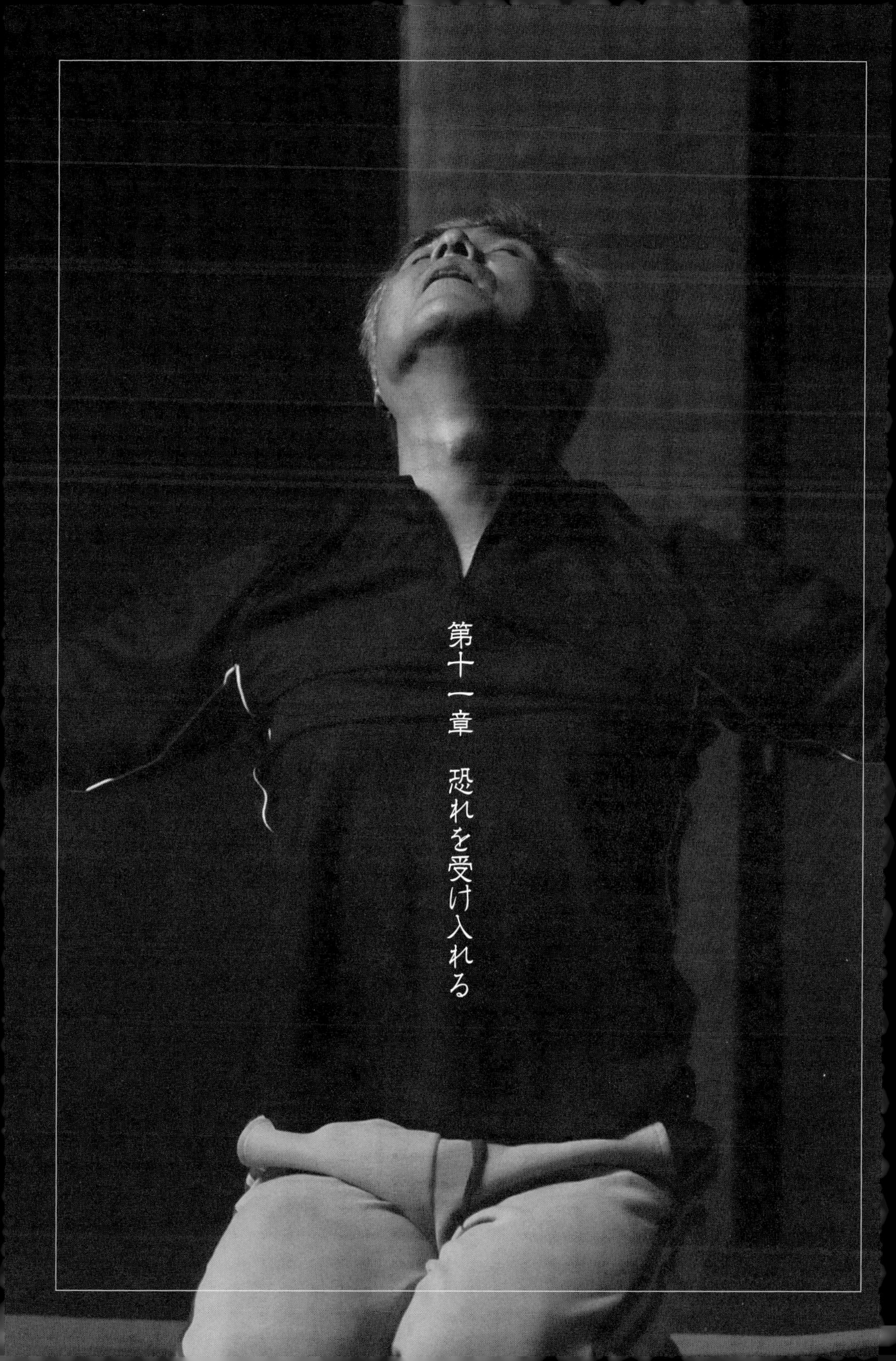

恐怖を克服したこと

私は二十歳のときに、親に一言も相談せずに「日本に予防医学を根づかせ、病気で死ぬひとをゼロにするのだ」と予防医学研究とその普及を目指すために大学を中退しました。「この息子は、せっかく就職も確実な有名大学にやったのに」と、両親は驚きと共に嘆き悲しみました。また両親とも学歴がなかったので、私が大学へ入学したときは大変な喜びようで、職場や近所中に自慢していました。ですからなおさら、その落胆ぶりは見ていられませんでした。鍼灸の学校へ行くと言ったら、悲しい目で見つめます。

確かに、日本中の誰もが予防医学なんて考えてもいない時代です。それでも私は、鍼灸の学生時代はマッサージ院に住み込みで働き、マッサージで得たお金で授業料を支払っていました。学校の二年になったら、マッサージ院を辞め、独立して往診専門で鍼治療を行い、アパート生活をしました。共同便所で風呂なしの六畳一間のアパートの入り口ドアーには、国際予防医学研究所と書いた看板を張り出しました。二十三歳のときでした。

第十一章　恐れを受け入れる

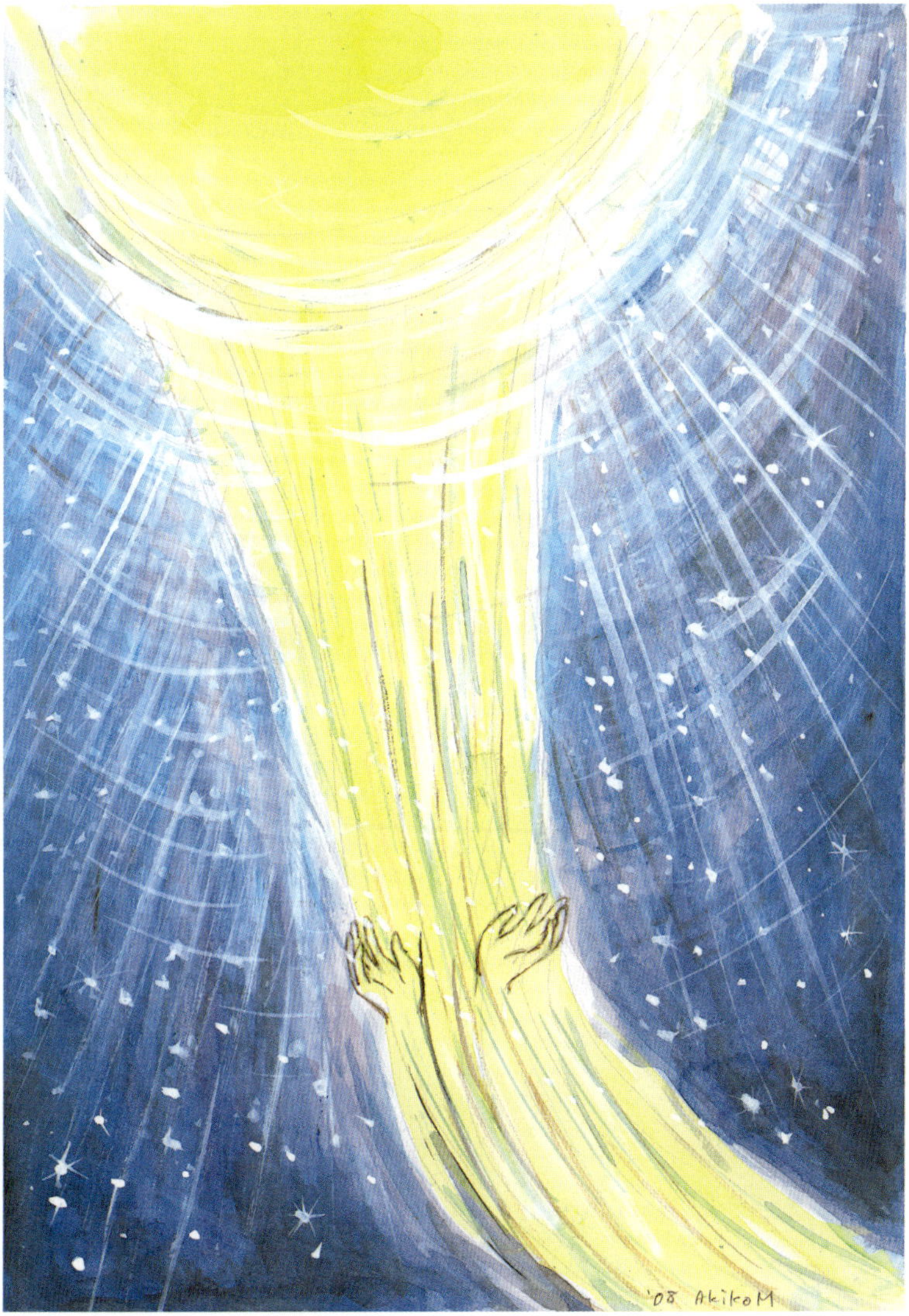

今は矢上予防医学研究所という会社にしていますが、当時はなにしろ国際研究所ですから、当時のほうがすごい名前です。

それだけ夢と自信を持っていたのですね。私の中にはいつも、大学中退を報告したときの、あの落胆した両親の顔がありました。そしてあの落胆した顔を喜びと賞賛の笑顔に変えてみせる、自分の息子は中退はしたが、それ以上に誇らしい仕事をしていると自慢できるようにしてみせる。これが私の「なにくそエネルギー」だったのです。

今は鍼灸はブームで、鍼灸学校は総額五百万円近くかかると聞いていますが、三十五年前の当時は鍼灸をするひとはめずらしく、学費も入学金が五万円、一年の学費が十万円、卒業するまで総額三十五万円でした。それで、アルバイトのマッサージで、ぎりぎりでもまかなえていたのです。

ところが二年生のときから、自分で往診専門の鍼治療を始めたのですが、自分で患者さんを開拓し始めた頃は、患者さんが少なく、貧乏窮乏生活でした。お金がなくて、毎日パンの耳をパン屋からもらってきて、それをかじって暮らしていました。そのときは、「これじゃ無理かも。夢は夢だ。でかいことを考えすぎた。現実はそうはいかない」そう思う日が続いたものです。

恐れを払拭できたのは、「自分の仕事は、神様なら絶対応援してくれる仕事だ。こんな僕の仕事が人類のためにならないのなら、パンの耳だけをかじって暮らしている僕は栄養失調で死ぬだろう。もし僕の仕事が神様が応援すべき仕事なら、死なせないで達成させてくれるだろう」と、すべてを大いなる神様へゆだねたときでした。神の意に沿う仕事なら達成させてくれる。沿わなければ達成できない。ただそれに任せることにしたのです。

するとしばらくして往診専門で治療していた家に、一人二人と近所のひとが治療にやってきて、しまいには一日五人は治療するようになり、一日一万円は稼げるようになりました。数年を経て、家族を持ち、自力整体を世に出し軌道に乗り始めたとき、二回目の恐れがやってきました。失うことの恐れです。

どこの自営業の方も同じだと思いますが、明日がわからない仕事をしていますと、常に不安の繰り返しです。いつかは評判が下がって、教室の生徒が皆やめてしまって、がらんとした教室に、自分一人が立っているという夢を見たりもします。何にもなかった頃の貧しい「パンの耳時代」の私より、いろいろなひとや物が集まってきた、成功したように思えたときのほうが、恐れは強くなるのです。失わないようにするためにひとの目を気にして、自分の意見を我慢したりするようになってきます。すると自分が自分ではなくなる。

このままではいけないと、あるとき「丸裸になったなら、またあの『パンの耳時代』に戻ればいいではないか。失うことを恐れないようにしよう」と決意しました。すると恐れという老人が、勇気という若者に席を譲ったのです。

今でもパン屋に入ると、無意識にパンの耳を探す癖があります。最近はパンの耳は犬の餌用になっていまして、買うのに気が引けます。

貯蓄のススメ～一定のレベルを保つということ

私が若い頃、ヨガ道場で修行していたときのことです。誰かがヨガの師匠に、こんな相談をしたことを覚えています。

「師匠、私は小さなことでもすぐに落ち込みやすいのです。落ち込まないようにするには、どうすればいいのですか」という相談でした。

師匠は「調子のよいときに有頂天にならずに、次の準備をすることだ。精神的に平安を保ちたければ収入のいかんにかかわらず、生活のレベルを一定にすること」と答えていました。

実は私もうまくいかないときに落ち込み、自信喪失をする癖がありました。しかし、その答えで目が覚め、そして以後は落ち込むということはなくなりました。実際に生活の支出を一定化していれば、それより収入があったときは貯金すればよいし、支出が多い月は貯金から支払えばよい。貯めるための貯金ではなく、支出が多くなる月の用意をしておく貯金です。

この貯金は体力貯金にも使えます。非常に忙しいときに備えて、日ごろはからだを休めておくとか、将来、親の介護をする必要が来る日のために足腰を整えて、体力を温存しておくとか。すると介護のときがやってきても、「待ってました」と取り組める。

また時間の貯金も大切です。待ち合わせの時間より十分に余裕を持って家を出ていれば、車の渋滞でもいらいらしてエネルギーを浪費することはありません。

私などは原稿なども依頼が来てから書き始めるのではなく、依頼を予想して毎日書き溜めておく習慣をつけています。すると依頼が来たときは「よっしゃあ、来たぞ」となるのです。

お金、体力、時間、この三つは常に余分にストックしておくことです。また、ストックしてあると常々思って暮らしているだけで、安心感があります。予期せぬ事態に冷静に対処できるし、これらのお金、体力、時間の余裕があればこそ人助けもできるのです。

意外かもしれませんが、こころの安全、安定、安心はそうしたことから生まれてくるのです。

第十二章　死を教える

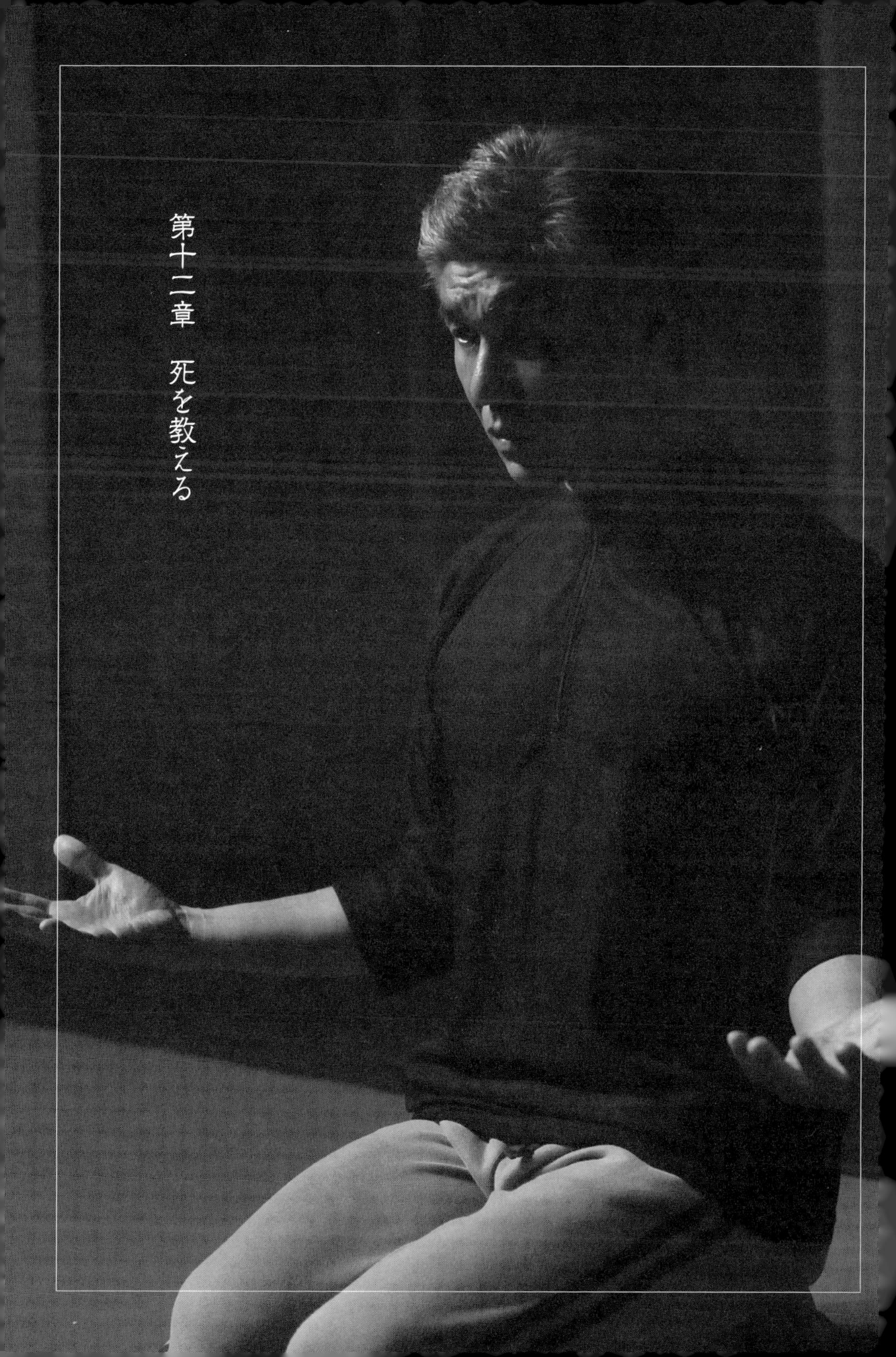

母の教え

第一部の詩「天国と地獄」は、仏教徒だった母から、子どもの頃に常に言い聞かされてきた言葉を詩にしたものです。私の母の考えは、死後に自分が行った行為のすべてを見せられて、相手の側からその痛みを体験させられて罪の清算が終わる、というものです。今から考えると子ども時代に、このことを教えてもらって本当によかったと思います。

世の中に不公平や不平等はないのだから。勝者は必ず敗者の痛みを味わう。この発想のおかげで、ひとを恨むことなくここまで来ることができました。私をいじめたひとに対しても、いじめられながら、

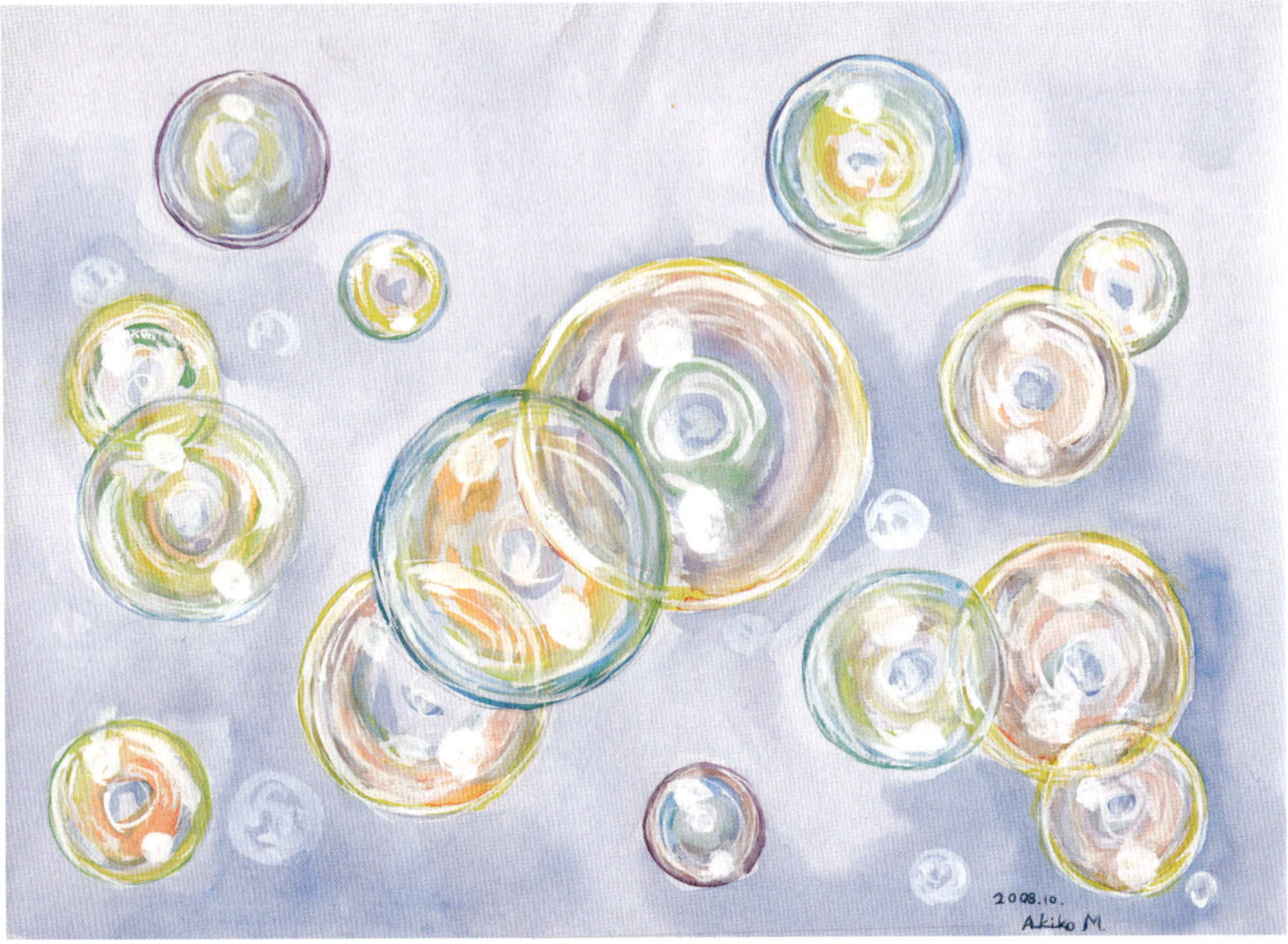

「このひとがしていることはいつかこのひと自身に還ってしまうのに」と同情してしまうくらいです。自分を事件の当事者ではなく、事件を裁く裁判官として見る習慣がついたのです。

また母の教えのとおりに、人を喜ばそうとしてきました。そして傷つけたり、裏切ったりしませんでした。だから死んだあとの逆体験の旅も怖くはありません。むしろ楽しみにしているくらいです。これからも多くのひとに喜びを与え、自分の死後の逆体験の旅で、その人たちの感じた喜びの感動を、今度は私が味わおうと思っています。

こんなことを母に聞いたことがあります。「生まれてからいつでも勝者で、一度も敗北を知らずに死ぬ人もいる。かと思えば、常に失敗者で弱者のままで死んでいく人もいるじゃないか。やはり人生は不公平じゃないか」と。でも、母は「神様はその人の死後、強者だった人には、敗者や挫折者のこころの痛みや悔しさをしっかり体験させ、弱者にはその反対の体験をさせるの。でなければその人は敗者や弱者の学びなしで、この世の旅を終了しなければならない。それはおかしいでしょ。完全に公平なのよ」と言っていました。

またこんなことも聞きました。「自殺したひとはどうなるの？」と。母は「自分の肉体は自分のものだと自殺者は思っているけど、これはとんでもない誤解よ。このからだはこの世で学ぶために神様にお願いして、親を探して借りてきた衣装なの。それを殺すことは殺人と同じなの。ひとを殺すことと自分を殺すことは同じ殺人罪になるの。だから自殺者は、傷つけられたからだの気持ちを逆に体験させられるのよ」と言っていました。

もし、皆さんが子どもさんやお孫さんから、死についてのいろいろな質問をされたら、このようなことを話して聞かせてはいかがでしょうか？　子どもの生き方の指標になると、私は思います。

子どもが死について考え、親に質問するようになったら一人前です。子どもから人は死んだらどうなるのか?と聞かれたら、そのときこそ、その子の一生を左右するときだと思ってください。このときにうろたえてしまったり、死んだら何もかもおしまいだ、無だ、と伝えるのか、それとも自分の行為はいずれ自分に還ってくるのだ、人生の経験は平等なのだ、と伝えるのか。

子どもの何気ない問いかけも、深いこころの奥から発せられているのかもしれません。親が伝えた答えは、子どものその深いこころの奥にしまわれるのです。

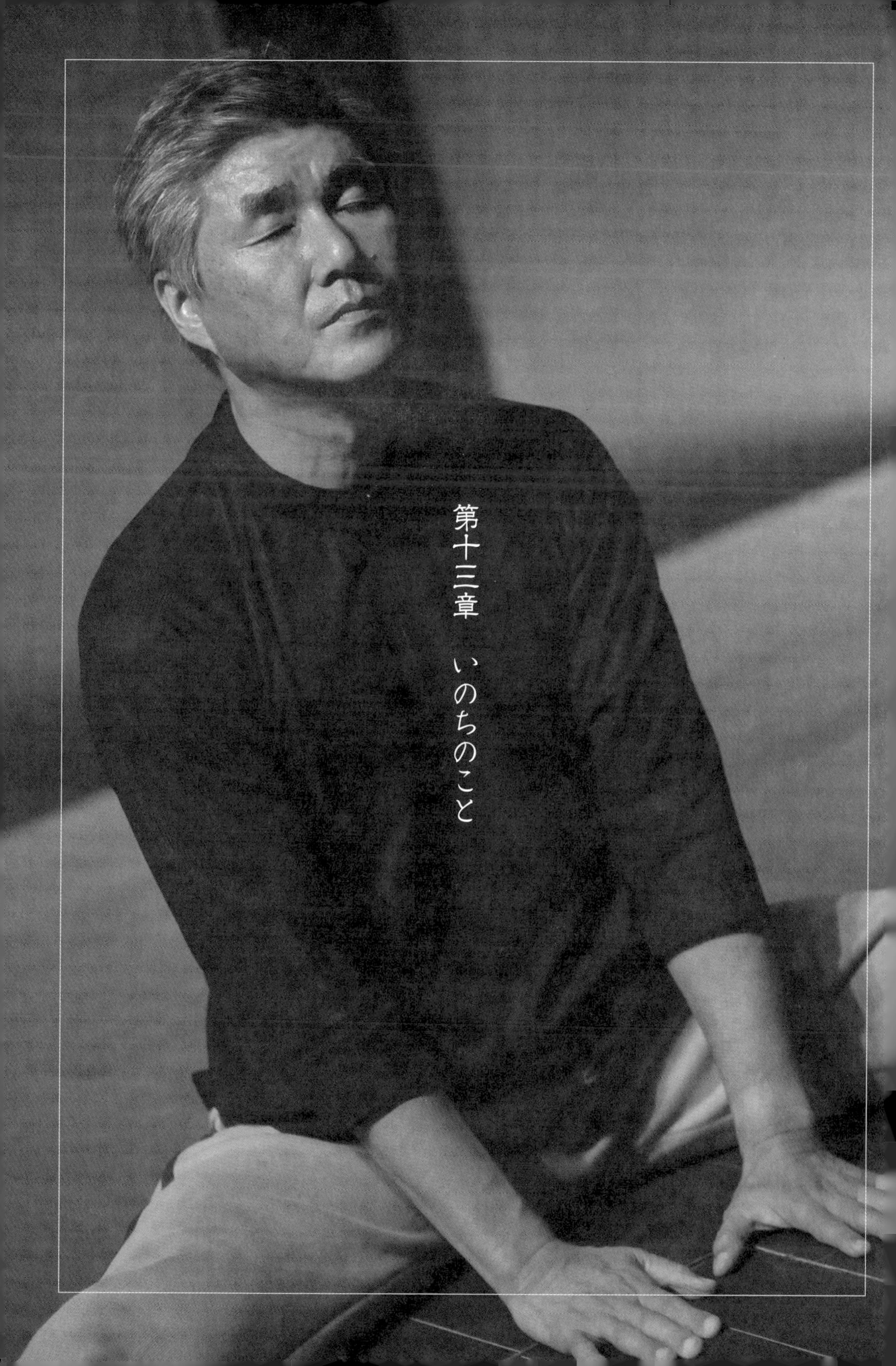

第十三章　いのちのこと

記憶

こういう報告があります。ひとは脳で記憶するかどうか実験をしたとき、記憶の脳を切断しても、記憶には変わりがなかったといいます。私もそう思います。ひとには脳で記憶する記憶と、こころに刻む記憶があります。

ひとが死んで肉体は朽ちても、こころは朽ちずに生き続けます。死んでも生前の記憶を持っているのだから、こころが記憶器官であることは間違いがありません。もし死で記憶が終わりになるなら、死後に懐かしい両親と会っても、わからないではないですか。生きてきた道筋を振り返り、反省したり、懺悔したりすることもできないではないですか。

アルツハイマーは脳の病気だといいますが、脳の認知能力と記憶は違います。アルツハイマーのひとたちは、脳の機能は低下しても、こころの中に記憶を持っているのです。彼らのこころは健全なのに、こころの中を他人に表現する脳のほうが低下しているのです。ただそれだけなのです。

「私」とはいったい何なのか。それは永遠のいのちを与えられたこころです。いのちのエネルギーにくるまれた、この人生の主人公なのです。

四十九日

日本ではひとが死んでから四十九日間、そのひとの魂はこの世に留まり、四十九日を過ぎてからあの世に旅立つといいます。これは生まれたときも同じです。生まれたての赤ちゃんの魂は、四十九日間、あの世とこの世を行ったり来たり。四十九日を経て、この肉体が安全であることを確かめて、初めて魂はからだに宿る、と私は思っています。

要するに死んでからの四十九日が、魂が未練を持ちながらこの世に留まる期間とするならば、生まれてからの四十九日は、あの世からこの世へやってくる魂が、まだあの世をさまよっている期間なのです。四十九日が過ぎてから覚悟を決めて、魂は赤ちゃんの中に入ります。

だから四十九日までの赤ちゃんは、「生きている」というより、肉体だけが生きているようなもの。本人の魂はまだちゃんと宿っていないから、眠ってばかりいるのです。

私は父を看取ったときに、赤ちゃんと同じと感じたのです。死ぬ前の四十九日間は、赤ちゃんと同じ眠り方をしていました。魂はあの世とこの世を行ったり来たりしていて、眠り、ときどき起きては、恍惚の顔をして、あの世を見てきたようなことを言います。

なるほど、人間は生まれてきたのと同じように、死んでゆくのです。

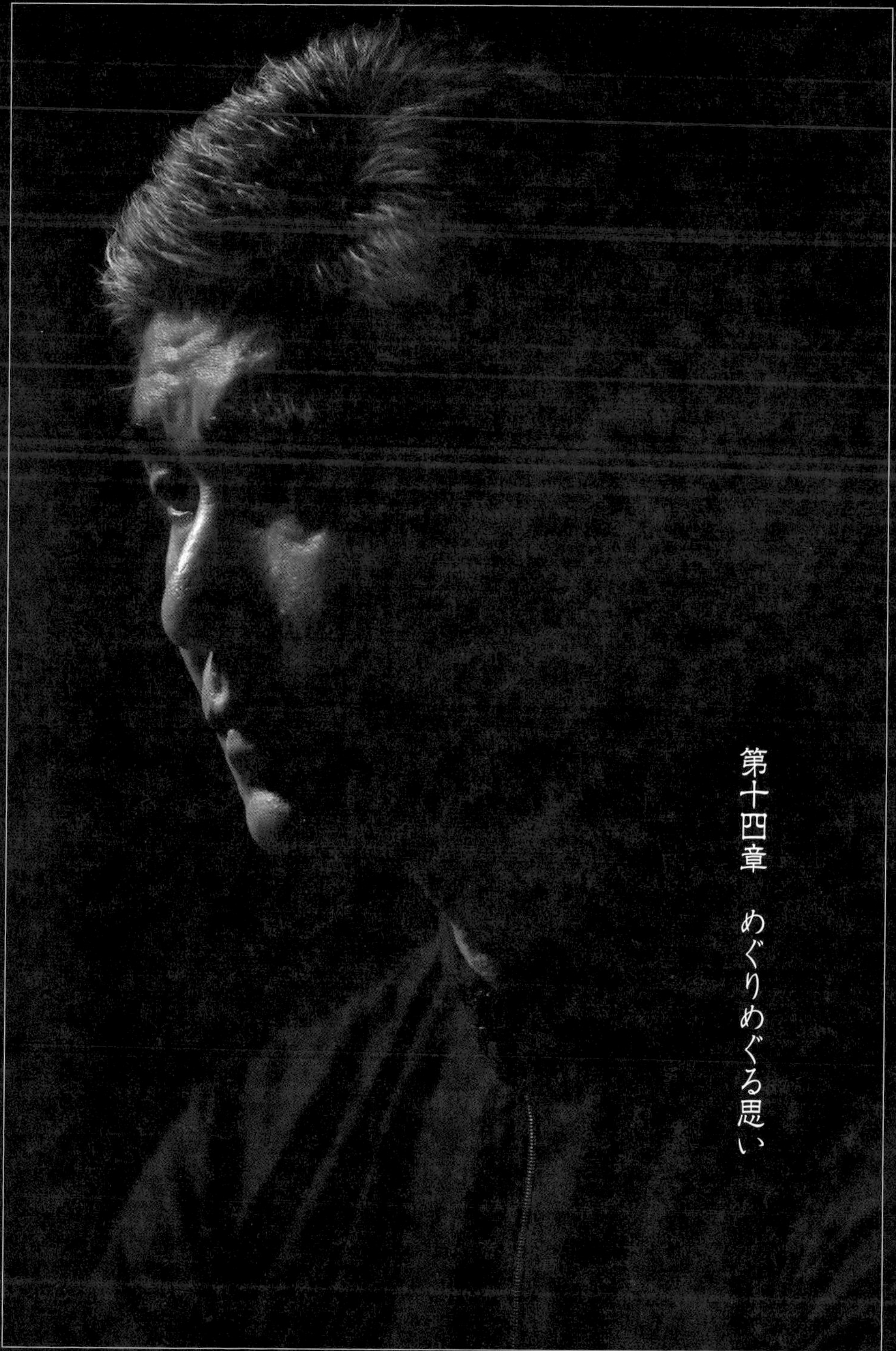

第十四章　めぐりめぐる思い

もとは自分

子どもの頃、高い山に登ると気温が下がるのが不思議でなりませんでした。太陽に近づくのに、なぜ寒くなるのだろうか。そして宇宙が真っ暗なのが、不思議でならなかったのです。太陽が光を放っているなら、宇宙は明るいはずではないかと。

それでこう思うようになりました。太陽が光を放ち、熱を出しているのではなく、地球自身が光と熱を、太陽に向かって放ち、それが大気圏という膜に突き当たって跳ね返ってきて、地球に降り注いでいるのだと。太陽は、地球から熱と光を誘導しているだけなのだと。

いつの間にか大人になり、そんなことを忘れてしまいました。でも、いつも光り輝いて、ひとから愛されているひとを見て、そのひとは、自分から世界に向けて、光と熱と愛を放っているのではないかと思います。そしてそれが大気圏に跳ね返って、そのひとを明るくて照らし、熱を受け取るのです。

自分から放つから、跳ね返ってきたものを受け取る資格があるのだと。

それから太陽を見るたびに、自分は今、光と熱を放っているのだろうかと思うようになりました。

実の世界と虚の世界

「ありがとう」と何万回唱えなさい。すると災難を逃れ、幸運が訪れます。トイレを掃除しなさい。すると、お金が入ってきます。――そんなことを言うひとがいて、そう信じて毎日頑張っているひとがいます。

一方、「ありがとう」とひとにこころから言われるひとになりなさい。不潔、乱雑、ルーズなひとには金も運も寄ってきません。そう言うひとがいて、それを実行するひとがいます。よいと思ったことは、今すぐにやり、悪いと思いながら、やめていない習慣は「今すぐやめる」。悪いことはすぐに直す生き方をしているひとがいます。よく見せる生き方ではなく、よくなる生き方を選んでいるひと。

前者のひとは自分の本体は変わる気はないけれども、よい結果を得たいために、方法論だけを欲しがるひとたち。

「虚の世界」の住人です。

後者のひとは結果よりも、自分の本体を進化成長させることに喜びを求めるひとたち。

「実の世界」の住人です。

さて、どちらが結果を呼び寄せるでしょうか？

仕事

仕事には三段階があるように思います。

高収入や安定などを与える、脳が喜ぶ仕事。

収入に関係なくひとを喜ばせ自分も嬉しい、こころが喜ぶ仕事。

好きなことがそのまま仕事のような、魂が喜ぶ仕事。

人々は人生の大半を使って、魂の喜ぶ仕事を探し求めています。あるひとは高収入と安定に安住し、魂の仕事を求めないかもしれません。ですけど、魂の求める仕事は、前世でこれをやろうと決めてきた仕事ですから、ひとに何と言われようと、生活がどうなろうとやらずにはおられないのです。

魂の仕事に従事するひとにとって、仕事をすることが健康法であり、こころの底からの快楽であり、仕事に勝る趣味はないのです。そのひとにとっては見るもの、聞くもの、体験するものすべてが仕事につながります。仕事を離れて旅行をしていても、恋人と語り合っているときでさえも、仕事のヒントを探しています。そのひとが仕事をしているのではなく、天がそのひとを使っている感覚に近いのです。

天職のことを英語では、CALLING（神様に呼ばれている）と表現します。今の仕事は天職ですか？

介護

老人ホームで、親を見舞う家族を見ました。家族に会える期待に胸膨らませて待っていた親に反して、その息子夫婦は事務的に、義務だけを果たしに来たようで、手早く用事をすませると帰ってしまいました。老人は寂しそうに、振り返りもしない息子夫婦と孫を、窓から見送っていました。

親が自分を育て、手をかけた五年間と同じ時間と愛情を、親が逝く前の五年間に、お返しする気はないのでしょうか？

多くのひとは介護を大変だといいますが、自分を育ててくれた親は、どれほど大変だったことか。受けた恩を忘れないでほしい。親が逝く前の五年間を目指して、親のためだけに使う五年という時間を貯金してください。多忙を理由に、逃げないでいいくらいの時間の余裕を持つ暮らしをしましょう。そして親を抱き起こしたりできる、体力の貯金もしておきましょう。介護の時間を親子の蜜月の時間にするのです。

あなたが見送ったひとが、あなたがあの世に旅立ったときに、一番最初に迎えに来てくれるひとなのだから。

第十五章　自力であること

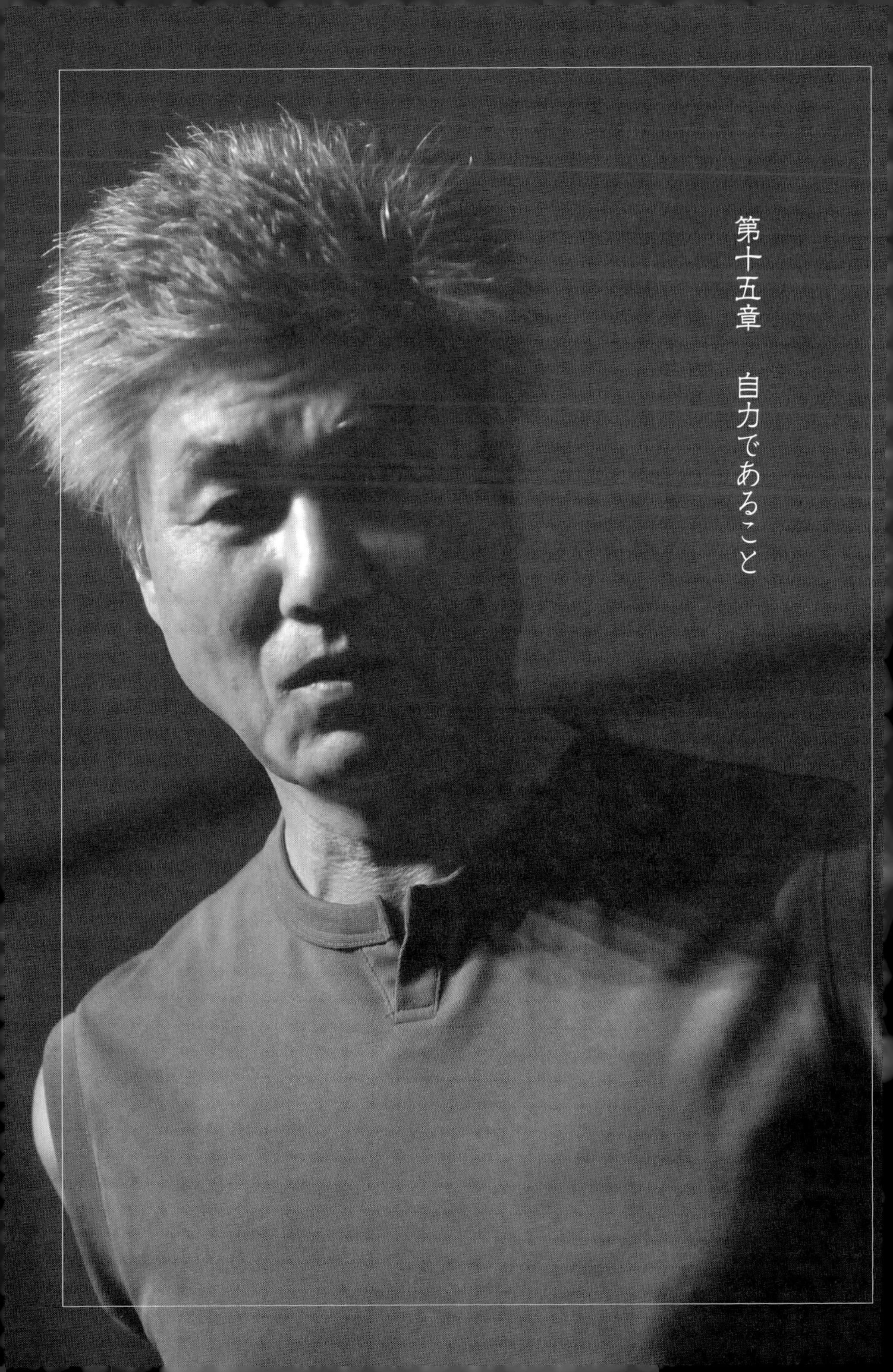

真面目こそ実現力

日本人の悪い癖のひとつに、真面目なひとを揶揄するということがあります。くそ真面目とか馬鹿正直とか、かたぶつなどと、囃し立てたり、馬鹿にします。子どもたちの間でも、一生懸命、真剣に何かをやっている子どもを冷やかし、馬鹿にする場面がよくあります。

生命エネルギーの立場から見ると、真剣さ、ひたむきさ、真面目さ、一生懸命さは、エネルギーをひとつに集中させる最高の手段なのです。たとえば太陽光線を虫眼鏡で一点に集中させるから、物が燃えるように、真剣さと真面目さがなければ、思いが実現することはありません。思いを実現させるには、エネルギーを目標という一点に強力に集中させる必要があります。

真面目なことを冷やかすひとは、自分のエネルギーをひとつにまとめて、夢の実現へと向かうことはできません。真面目さ、真剣さという「虫眼鏡」がないから、太陽熱はポカポカしているだけで、紙を燃やす力もない。「くそ真面目」くらいでなければ、完成させることはできないのです。

目標を二十四時間考えて、他に使うエネルギーをすべてかき集めてこなければ、難事業は進みま

第十五章　自力であること

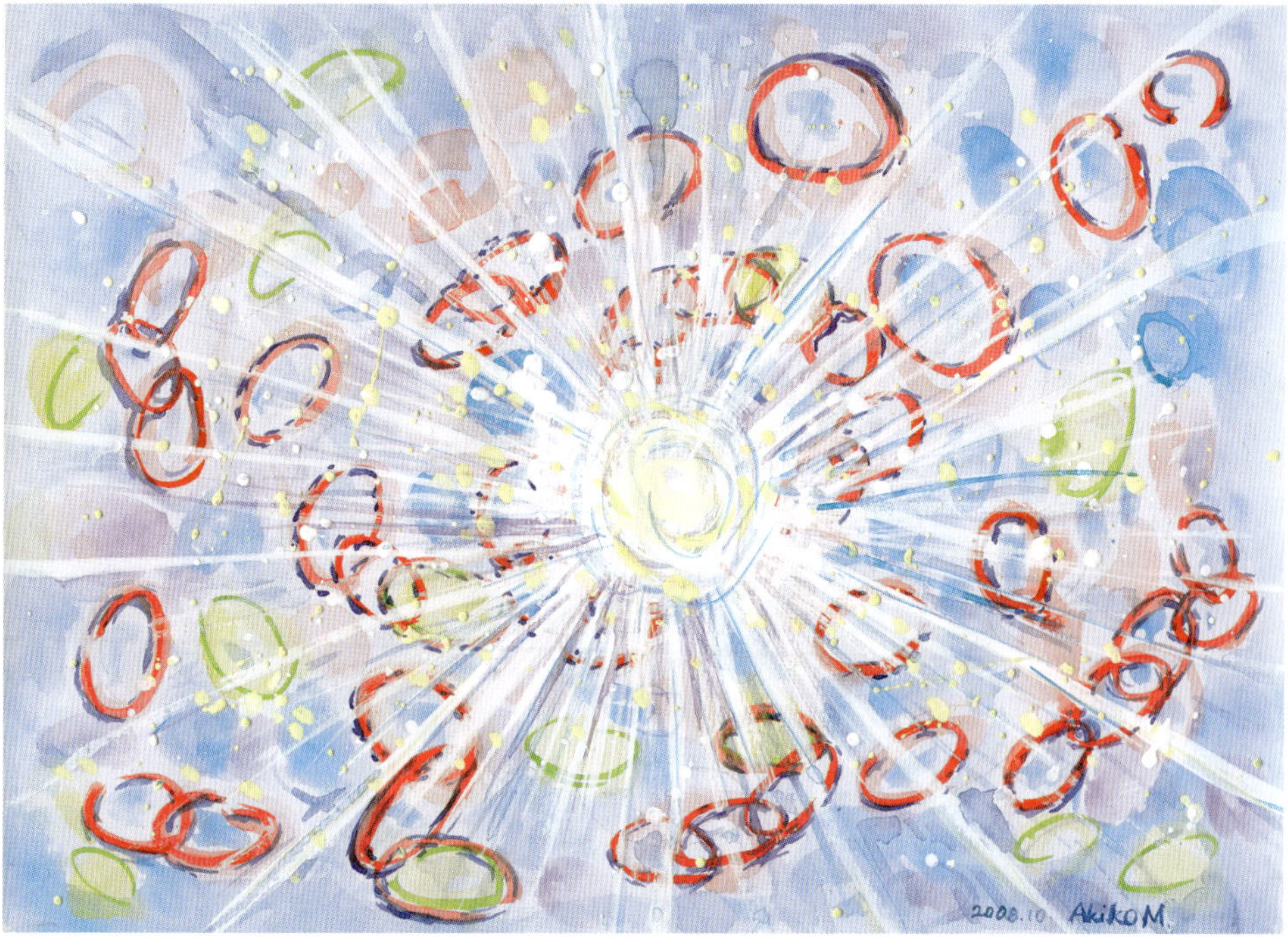

せん。夢があり、達成したい理念を成し遂げるために、すべてのエネルギーを注ぐことを「くそ真面目」というなら、この言葉こそ、最高の賛辞ではありませんか。

自画自賛力

歌手の松山千春さんは、自分のＣＤを聴きながら、感激して、涙を流すといいます。私も自分の本ができ上がるたび、それを読んで感激し、「素晴らしい本を世に出してくれて、著者の方ありがとう」と素直に思ってしまう。われながら恐るべき自画自賛力の持ち主です。

ひとが私の業績をほめてくれることがあります。本当は「それほどでもありませんよ」と言うべきなのでしょうが、「正しく評価してくれて、ありがとうございます」とついつい言ってしまい、嫌われることがあります。物を創造して世に出すひとは、これぐらいの自画自賛力がなければ、力が出ないのではありませんか。自分を卑下していると、何も湧いてこないと思います。お金も力も能力もない、どんなに冴えないときにでも、「可能性だけは山ほどあるのだ」と、胸を張って言えるようでなければ、創造の世界への、扉は開きません。

インスピレーションがやってくるとき、何か大きな力が、私のからだや能力を使って、「何かを世の中に現そう」としているのではないかと思うことがあります。もしかしたら自分は、ただの使い走りではないかと思うことがありますが、選んでくれただけで嬉しいと思っています。

科学的実証VS納得

「科学的に実証されたものでなければ信じない」という言葉が私は嫌いです。だいたい万人に共通の真実なんて、あるわけがない。ひとそれぞれが実際にやって感じた分だけ、真実があるのです。科学という言葉は、真実を測るものさしに聞こえますが、しかし、一人一人の内面の直感や実践後の納得こそが、実際は真実に近いのです。それでも世の中は、なんと科学依存症が多いことか。何々大学の教授が白衣を着て、テレビでしゃべると、人々は、「ハハー」とひれ伏すように信じてしまいます。「新聞に書いてあったから」「テレビで言っていたから」など、こういったセリフは相手を説き伏せるには最強です。

それだけならまだしも、自分の健康法をひとに押しつける輩がいる。野菜嫌いの子どもに野菜を押しつけるな。自分だけが食べろ。亀の子たわしで背中をこするのは、自分だけがやれ。朝食が健康のもとなら、自分だけが食べろ。ひとに押しつけるな。そう言いたくなります。

ひとの話を鵜呑みにするのではなく、自分の脳を使って考えて、実践して、答えを出す。そのことを人生で何回やっていますか？　数えてみてください。

第十六章　ありのままでいい

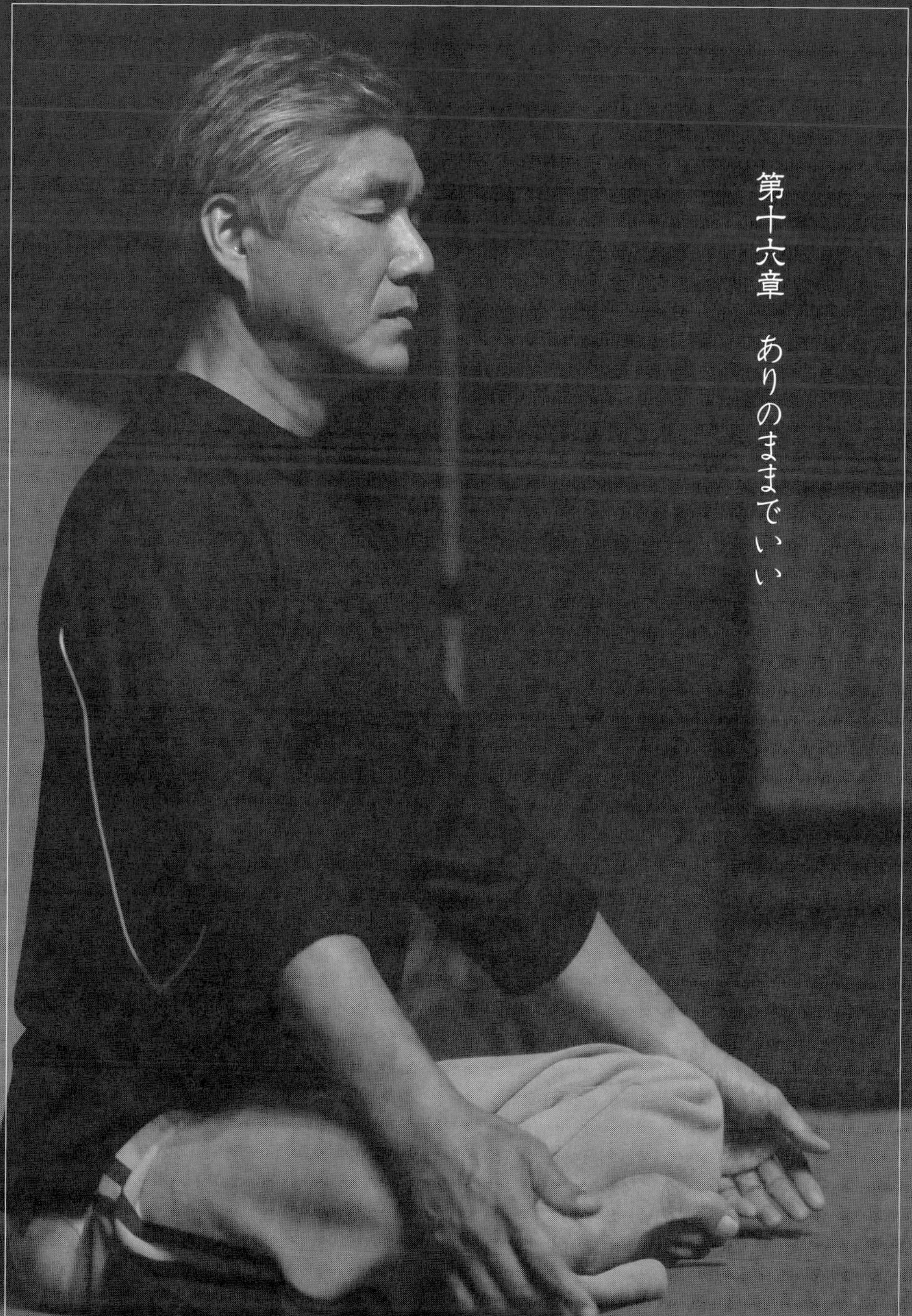

脱力

私が予防医学のためにつくった自力整体の最終目的は脱力です。それは脳の脱力、内臓の脱力、筋肉の脱力が同時に行われる脱力です。この脱力の名人は誰だか知っていますか？　それは動物です。彼らはほとんどの時間が脱力です。そしてときどき活動の暮らしになっています。だからエネルギー切れによる病死はなく、老衰して死んでいきます。

考えないことが脳の脱力、食べないことが内臓の脱力、動かないことが筋肉の脱力です。しかし私たちは常に何かを考え、一日に三食も食べ、常にうろうろと動き回り、そして身構えて筋肉をいつも緊張状態にしています。そうではありませんか？　これは相当なエネルギーの浪費です。

ひとのこころは一日のうち、三万の事柄を考えたり思ったりしているといいます。この考えごとに使っているエネルギーを電気に換算すると、ニューヨーク全体の照明を一カ月まかなえるといいます。それくらい考えごとは莫大なエネルギーを浪費しているのです。

考えごとの毎日は目が内側ばかりで、外に向きません。現実を生きているように見えて、実は脳を生きています。そういうひとの目は、外の世界を見ずに、自分の脳の中だけを、険しい顔をして見つめています。現実は正直に、あるがままに過ぎているだけなのに。一度、その脳のほうを見ている眼球をひっくり返して、現実をありのまま、見たほうがいいのです。しかし、なぜかそれができない。

その大きな原因は執着です。よく見せたいという執着、許せない恨みの執着、自分を被害者に仕立て上げて、やるべきことをやらず、不満だけを言い続けるのも執着です。

これらの執着を手放せば、手放した分だけこころから考えごとが消えます。同時に、それに使っていたエネルギーを他へ回せるのです。エネルギーが増大するだけではありません。今までのこだわり、引っかかりで緊張していた筋肉が脱力するので、増えたエネルギーが今まで届かなかった部分まで行き渡るのです。

すると、目の前が明るくなり、近視が治り、体温が上がり、からだのこりから解放され、からだが宙に浮いているように軽くなるのです。外の景色を見ても、こんなにも美しかったのかと感動します。

ひとはエネルギーが少なくなると感動できなくなるのですが、毎日の些細なことが奇跡でも見るように感動だらけになり、ひとが何かをしてくれたらそれこそ幸福感でいっぱいになり、感謝せずにはいられません。家族に対しても感謝、感謝。太陽を見ても感謝。月を見ても、星を見ても感謝。今ここに生かされていることに、自然と感謝できるようになるのです。

考えごとを減らしていく。そしてこころの中を何かで占領させない。これが毎日を幸福で、感動して生きるコツなのではないでしょうか？

手をほぐす

ひとは緊張すると無意識に手のひらを握り、肩に力が入ります。

イライラしているときも、怒っているときも、恐れているときも、手のひらを握ります。ですから、これらの感情を多く持っているひとは、自力整体のひとつである、手の指を反らせる動きが硬くてできません。

九十分の自力整体では最初の三十分をかけて、手をほぐします。皆さん自力整体の体勢に入るまでは、家でのこと、仕事のこと、あれこれと雑念を持っているのですが、手をほぐし始めたら雑念が消えて、無心になります。手をほぐしてから仰向けになり休息すると、寝息が聞こえるくらいリラックス状態に入るのです。

手をほぐしてから自力整体に入らないと、いつまでも雑念が続き集中に入れません。ということは手をほぐすということはこころをほぐしているのですね。

指を反らせられないくらい硬いひとは、何かにしがみついています。しがみつくその手を離すことができないから、硬いのでしょう。そのしがみついているものは何か、本当にしがみつく価値のあるものか？　それだけのエネルギーを使ってしがみついているもの。これが執着です。執着をなくすには、まず手をほぐす。これが第一歩です。

許し

執着を手放す、もうひとつのヒントがあります。「嫌なやつのことは許してあげる」ことです。目の前にない過去のことや、ひとを思い出してそこへ集中する。まだ来ない先々のことを予想して、集中する。そういう癖が人間にはあります。たとえば「嫌なやつ」に集中するエネルギーを、別のところへ使ってください。

人間のエネルギーの最大の無駄使いは、感情エネルギーです。感情エネルギーは、「妄想エネルギー」ともいいます。何かにつけて、現実を離れて、妄想へ集中する癖があるなら、試してみてください。「嫌なやつを許す」ということは、もうそのひとに向かって妄想世界で集中することをやめるということです。決して「そのひとに負けた」ことにはなりません。「そのひと」にこだわって、引っかかって、とらわれているこころの鎖をはずしさえすれば、もともと持っている力が現れ、百万馬力になれるのです。

第十七章　子どもたちよ、育て！

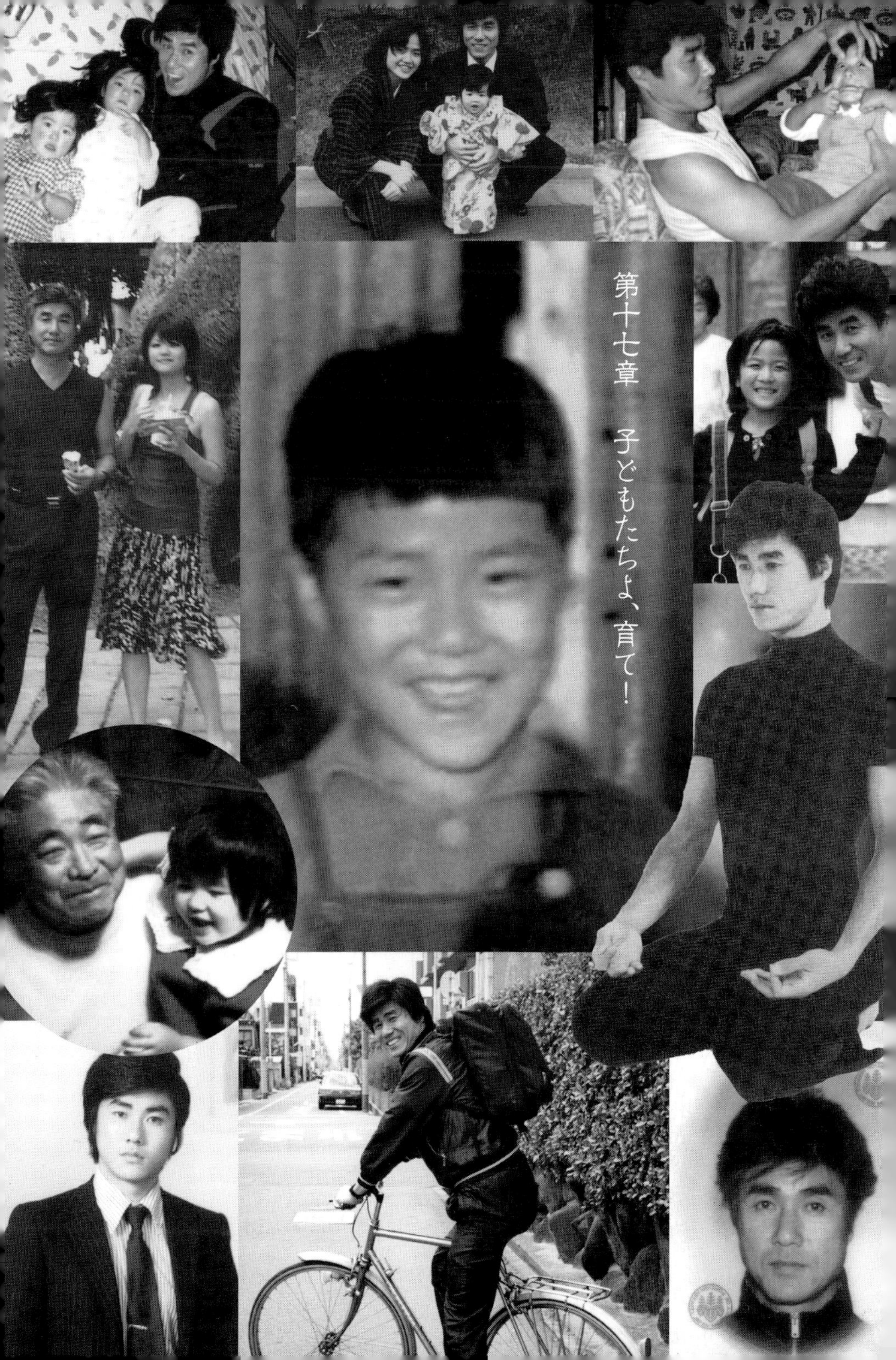

私にとっての親孝行

私には二十歳の次女がいます。その次女から先日、「お父さん、私がどんなことをしたら親孝行になるの？　親孝行するにはどうしたらいい？」と聞かれました。私はそのときに「あなたが幸せになること、幸せでいることが　親孝行だよ」と答えました。

私は、子育ては子どもが死ぬまで終わらないと思います。子どもが死ぬときに親はあの世にいますが、子どもが死ぬ間際に、「ああ、いい人生だった。いろいろな経験や学びをさせてもらった。人生に悔いなし。この世に生んでくれたお父さんお母さんありがとう」という言葉を、あの世で聞いて初めて、やっと子育て終了、この子どもは親孝行だった、といえると思うのです。

子どもが不良になったりして、子どもの育て方を誤ったと嘆く親が多いのですが、子どもは発展途上でありいくらでも変わります。子どもが死ぬときまで、子育てが間違ったか正しかったか、わからないと思います。人生は死ぬまでわからないのだから、途上で起こることで一喜一憂しないことです。要するに死ぬ間際に、「よい人生だった。悔いはない」と死ねる人が、人生の勝ち組なのではないでしょうか。

私の父母の子育て奮戦記（母への手紙）

私が初めて子どもを授かったとき、嬉しさより、とまどいと不安のほうが多かったのを覚えています。それは、自分自身がまだ子どもなのに、人格者でもないし、生活も貧しいし、子どもを立派に教育できるだろうか？という不安です。そのとき、ただひとつ、父の私への接し方を思い出しました。父の教育法とでもいうものです。それは、子どもが反論できる年齢になるまでは、決して頭ごなしに叱らない。そういうものでした。そして実際、子どものこころに恐怖心を植えつけるような叱り方は絶対にしない父でした。

父はどこでそれを学んできたのでしょう。それはわかりませんが、私が大人になってから読んだ本に、子どもを頭ごなしに叱るとその子どもの身長は伸びないと書いてありました。私は身長が一七八センチありますが、父は一四七センチ、母は一四五センチでした。父も母も私が親と同じ身長になるのを恐れて、食べ物を工夫したり、いろいろしてくれたものです。もしかしたら近所の誰かから「子どもを頭ごなしに叱ると身長が伸びない」という話を聞いたのかもしれませんね。ですから私も子どもが反論できる年齢になるまでは、恐怖心を与えるような叱り方はしないぞ、という誓いだけは立てました。それともうひとつ。聞きに来たときは教えるけど、こちらから進んで何かを教えることはしない、というものです。

実際父は、身長は遺伝で決まるという説だったのですが、母は断固として育て方で決まる、と信じていました。

これは母が実践した子どもの身長を伸ばす四カ条です。

1. 寝る前にストレスを与えてはならない。だから寝る前は叱らない。
2. 寝る前に食べさせず、空腹で眠らせる。そうすると成長ホルモンが分泌する。
3. 眠っている間に身長は伸びる。だから自然に目覚めるまで起こさない。
4. 牛乳を飲ませる。

このとおりですから、朝起こしてくれません。おかげで僕は遅刻が多かったけど、そのうち自分で起きるようになりました。昼間は怒られたこともあっただろうけど、夜に怒られたという記憶がありません。叱られた記憶もない。牛乳は下痢をするので飲めなかったから飲んでいませんが――。私の声変わりは十七歳と遅く、思春期は遅かったので、大学に入っても身長は伸び続けました。母親はしてやったりの喜び顔です。父は見上げながら僕を説教しますが、嬉しそうでした。

両親はもうすでに他界していますが、息子は今こうやって、人体のメカニズムの研究者になりました。母の理論は、牛乳以外は科学的にも正しかったと証明できます。

「母さん、あなたの身長理論を本に書いたよ」。

こころの守り方

人間関係を考えるのにヤマアラシを例にとって、人間同士の距離のとり方を教えるはなしがあります。ヤマアラシは背中に長い鋭い針の毛を持っています。だから、相手をいとおしく思い、近づけば近づくほど、ヤマアラシは自分の針で相手を刺してしまうというおはなしです。これは人間関係の適度な距離を教えています。

内側のこころと外側のこころというのも、距離感という点で似ていますが、物にたとえるならば卵の殻と白身と黄身と考えるとよいでしょう。

人付き合いをする場合、まず誰でも殻があり、自分にとって害をなすようなひと、不快な感情が湧いてくるひとは、その殻の段階で拒絶します。次に殻を開いて相手を受け入れたときが大事です。すっかりこころを許していきなり、君、いや黄身のところまで相手を入れてしまうひとがいます。

特に恋愛や親子関係は黄身たち同士で喧嘩し合います。ストレスが黄身まで届くと、確実に生命力を低下させ、肉体が病んでいきます。そこで白身の登場です。

黄身というのが本当の自分の深い部分のこころだとしたら、白身は社会的なこころです。しかし、決して本音を出すなと言っているわけではありません。白身も黄身もどちらも本音で、白身はストレスから身とこころを守るための衛兵だと思ってください。白身の役割は、冷静で公平であることです。相手の言動や行動をいちいち黄身の感情で受け取るのではなく、白身の理性で受け取るのです。礼儀といってもいいかもしれません。

相手の入ってきてほしくない部分へは決して立ち入らない。触れたくない部分には触れない。相手を決して不愉快にさせないこころ遣いを白身という理性が実践することで、結局は自分の黄身を守りながら、よい人間関係を築いていくことができるのです。理性の白身が感情の黄身を守るのです。

西洋の子どもは小さい頃から親と離れて寝ます。日本の子どもは親と一緒に寝ます。どちらの子育ても素晴らしいと思いますが、日本人の場合はこのように親子が小さい頃から近すぎて、いきおい親子関係が濃くなり、大人になってもストレスの種になっています。ある程度距離をとり、親には親の事情があり、子どもには子どもの生き方があると認めて、小さい頃から大人として扱うという育て方、暮らし方が必要ではないでしょうか？

理想の学校

中学に入るまでの子どもは、素直で、エネルギッシュで可愛いのに、中学校にあがると、まるでひとが変わったようになります。なぜなんだろう、そのまま育ってほしいのに、と親ならみんな思ったことがあるはずです。私が教育者なら、中学からの教育にこんな夢があります。

まず試験を廃止して、成績にランクをつけるのをやめます。通常の授業をまったく行わず、教室は好きな本を読む場所にして、先生も好きな本を読みます。先生は生徒から質問があったら答えるだけ。たまに全員で同じ本を読み、あるいは同じ映画を観、自分の感想を発表し、ひとの感想に共感したり、発見したりする機会を設ける。しかし基本的に読みたい本は自由。

学年が変わっても担任を変えず、一年から三年まで同じ先生が担任します。生徒はその担任の先生の生き様を見て尊敬したり、落胆したりして、成長していく。昼食は食材だけが置いてあり、好きなものを各自で調理して食べる。帰宅は各自の自分の課題が終わり次第、先生に報告して自由に帰る。どうですか？

小学生までは文部科学省の現行のままの授業でよいと思いますが、中学、高校、大学は入試なしの自由入学とし（入学希望者多数の場合は抽選）、このような授業形態がよいと思っています。しかし必ず、中学から高校、高校から大学に入る前に社会で勉強するか、放浪する一年を与えるのです。企業は中卒、高卒、大卒の新入社員に対し、初任給に格差をつけないように、また昇給も能力だけを基準にすると、取り決めます。

ただひとつ、習得しなくてはいけない義務学科があります。どの世界に行っても会話ができるように、国際手話を身につけること。

結束嫌い

私は結束とか団結という言葉が、どうも好きになれません。もともとひとは一人で自由に生きているのです。それがひとたび、敵が攻めてくるなどで、危機意識を抱くと集団で身を守ろうとする本能があります。それだけならまだいいのですが、子どもの世界のいじめのように、仲間が結束するために、一人を犠牲にします。集団で一人をいじめることで、仲間が結束するのがたまらなく嫌なのです。結束、団結、仲間意識には、敵がセットになってついてくるのです。

チームスポーツも同じことです。レギュラーは補欠に使い走りをさせ、補欠はレギュラーの怪我を願う。勝つためには、故障していても鎮痛剤を打って頑張る。こういう集団生活、競争生活の中で育った子どもたちが大人になったとき、弱いものに優しさを与えることができるでしょうか。からだの悲鳴を鎮痛剤で抑え、勝負を優先させたひとが、ひとの痛みに共感することができるでしょうか？

もし、教育にスポーツが必要であるなら、自分と真摯に向き合い、限界を超えようと頑張る個人競技だけにすればよいのです。戦争を真似た、集団スポーツはもういりません。敵に向かって結束するサポーターもいりません。

子どもの才能

日本が生んだ天才は、南方熊楠です。私は熊楠とその母に子どもの才能を伸ばす大きな智慧を感じます。

粘菌学者である熊楠は海外留学をし、十カ国以上の言葉を自由に操りました。ひと目見た資料や植物は、まるでカメラで撮影したように記憶し、それをそのまま筆記。それが和歌山の彼の記念館に残っています。これほどまでの頭脳に育てたのは、彼の母でした。無学だった熊楠の母は、熊楠が学校で学んで帰るたび、彼が習ったことを母に喜んで話すのを、一心に聞いてくれたのだといいます。

熊楠は母を喜ばせるために、授業を聞きながら、頭の中で母が聞きやすいようにまとめる習性がついたのです。ただ聞かされる授業は退屈なだけですが、母に伝えるためにまとめながら聞く授業は、一言残らず記憶するようになります。

伝えたい。

伝えるひとがいる。

聞いてくれるひとがいる。

だから、自然に覚える。

熊楠の母はただの聞き上手ではありません。無学な自分に学問を教えてくれる熊楠をこころから尊敬し、感嘆し、本当の師として接しました。

自分のはなしを家で待っている母を思いながら、授業を受けている熊楠の姿が私には見えます。身を乗り出して、目を輝かせ、メモを取らずとも自分の目をカメラにし、脳の乾板に焼きつけ、帰り道を急いでいる熊楠の姿がそこにはあります。

親は子どもの社会の窓

子どもは親を通して、世界を、自分を見ています。親の表情や態度を見ながら、「自分はこれでいいのだ」とか、「自分はいけなかったのだ」と判断しています。自分を映す鏡として親を使っています。だから親が喜んだら、自分のしていることは正しいことだと記憶し、親が悲しんだり、怒ったりしたら、自分のしていることはよくないことなんだと反省します。

子どもにとっての唯一の自己判断基準である親が、自分の感情に流され、子どもの基準にならなかったら、どうなるでしょうか。子どもは何を信じ、拠り所にして自分の行動を決めていけばよいか、わからなくなります。

自分が親を喜ばそう、楽しませようとしてした行為が、親の気分によって、否定されたり無視されたりしたら、子どもはどうなりますか。どうやって親を喜ばせたらよいかわからない。どうやって、自分は世界を喜ばせたらいいのかわからない。

こうやって、子どもの中にある、愛に溢れていた泉が、だんだん枯れていきます。特に母親が、子どもに行動の良し悪しの答えを与えてくれる羅針盤になります。だから父親は、母親のこころが安定し、子どもの優秀な羅針盤になれるように、夫として妻のこころを平安で幸せに保つ責任があるのです。

初恋

息子の初恋の相手は母親、娘の初恋の相手は父親といいます。息子は母親を見て、「世界中の女性はこうなんだ」と思います。娘は父を見て、「世界中の男性はこうなんだ」と思うのです。そして父と母に守られて育ちながら、少しずつ社会の中で異性と触れ合う。そのとき男の子は、母と較べる。女の子は、父と較べる。「このひとは……」と、無意識に異性を見てしまう。

それは大人になっても変わりません。自分では、「自分の基準は確立している」と思っているけど、無意識に親と比較しています。だから父に本当に無条件で愛された娘は、ひとを愛することに躊躇しません。自然に相手を喜ばせたいと思う。喜ばれたい、役に立ちたいとします。もし、相手に裏切られても、相手を責めず許して次の相手を探します。

男の子も同じです。よい子でなければ愛されず、条件付きの愛で育った男の子は、自然な愛が芽生えてきません。愛されるには努力が必要だと思い、愛を得るために自分を犠牲にします。

親は子どもが伸び伸びと、愛の世界で生きていけるように、無条件ですべてまるごと子どもを愛そう。

その子が私のそばにいるだけで嬉しい。君は神様からの最高の贈り物。宝だよと、べたべた、すりすり、育てよう。

子どもが泣くということ

「子どもが泣いても、すぐに抱いたりしないでください。抱き癖がつきますから」といった子育て方法があります。ある産婦人科医が自分の産院で生まれた子どもたちを、数十年にわたって調査しました。子どもが泣いたときに抱かなかった子どもと、すぐに抱いた子どもの将来を追跡調査したのです。

すると抱かなかった子どもに、犯罪者が多かったといいます。もちろんこれは私の推測ですが、自殺者も多かったのではないでしょうか。親は子どもにとって世間の代表であり、世間そのものです。自分が泣いて合図をしても、抱いてくれない親は信用できません。当然、世間もひとも信用できるはずがない。罪を犯すことに罪悪感はなくなるでしょう。

動物の世界では、小さな赤ちゃんは他の動物の格好の餌です。親が子どものそばを離れることは即、死につながります。親は自分のすべてを犠牲にしてまで、子どもから離れないのです。

子どもが泣くのは、親のこころが自分から離れたときです。親のこころを子どもは波動でキャッチしています。遠くに離れていても、親が思っていれば機嫌がよいし、そばにいてもこころが離れていれば泣く。物理的な距離は関係ありません。自分の子を扱いづらいと言う前に、自分のこころを点検してください。

赤ちゃんの手

赤ちゃんはなぜ両手の指を握り締めて、生まれてくるか知っていますか。それは左手に愛を、右手に智慧を握り締めているのです。赤ちゃんは「良心」という智慧をすでに知っています。「自分はひとを、いや人類全体を愛するために生まれてきた」ということをすでに知っています。

だから子どもにしつけはいりません。大人や親は、赤ちゃんがまだ知らない、この世の作法だけ、教えてやればいいのです。親はただ全面的に信頼し、彼らから学ぼうとすればよいのです。

子どもたちのこころの泉からは、愛が溢れています。頭脳には調和と平和を築く智慧が、すでにあります。からだには、どんな病気でも治す自然治癒力が流れています。生まれたときから、生きるのに完璧な智慧と力と愛を、備えているのだということを、信頼してほしいのです。

私たち親ができることは、彼らの力と智慧と愛の発揮できる場所と、機会を探してやることです。どんなことがあっても、彼らを信頼し、彼らにいつでも戻ってくることのできる、安全、安定、安心の安全基地を用意してあげるのです。それさえあれば、子どもは自らの天才を発揮します。

宇宙を親として

子どもの頃から、私は普通の親子のように、親に甘えたりすることができませんでした。厳しい親でも冷たい親でもないのに。なぜなのか、その疑問を持ちながら大人になり、今度は自分が親になりました。自分が親になっても、どうも子どもにべたべたできません。

最近それがなぜなのかわかりました。

子どもの頃は直感で自分の本当の親は宇宙であることを知っていたのです。

夜、空を見上げては、ふるさとだと思い、自分の地球の親は、単なるこの世のガイドと思っていたのです。親になった今でも、その気持ちは変わりません。

宇宙が自分の生みの親であり、現在の自分を生かし、育ててくれている親である。

そして自分がこの世を去ったときに迎えてくれる親である。

宇宙は遠い星空であっても、自分のこころの底にあり、いつも私に正しい道を示してくれる。

智慧の教師であり、不調を整えてくれる、いのちの医師であり、無償の愛で満たし、いつも平安でいさせてくれる。

ここまで育ってきた過程で、大人から受けてきた「観念教育」を信じないで、子どもの頃の直感だけを信じてきました。それは間違いではなかったと確信しています。

幸せマン

ひとを幸せにするひとは、自分が幸せであると感謝しているひとです。自分が幸せでないのにひとを幸せにできるはずはないのです。

私は日本人を見ていると、つくづく幸せになれない民族なのだなあ、と思うことがあります。というのは、私たちは小さい頃から、「何かになる」ことが「幸せになる」ことだと教え込まされてきました。受験勉強をしていい大学に入ること。いい会社に就職して高収入で生活を安定させること。健康な老後を送ること。すべてが「何か」になることです。目的や夢を達成させることが幸せで、今の人生はその幸せをつかむための努力の期間。つまり日本人にとって、「幸せ」には努力が必要なのです。

しかし健康に努力が必要ないように、幸せには努力は必要ありません。幸せになるのに必要なことは、ただひとつ、気づくことなのです。自分は、今、幸せであるということに気づくこと。

幸せになるための秘訣とは「嗚呼、幸せだなあ」と感じる感性を磨くこと。それだけなのです。

貧乏人の幸せがあってもいいし、幸せな落第生がいてもいい、幸せな病人、幸せな死にかけのひとがあってもいい。そして感謝心を持っているひとはいつも幸せなのです。

「幸せ」の反対は「不幸」ではなく、「無感謝」なのではないでしょうか。

子どもにはこう言ってあげてください。「幸せは、誰にでも平等に神様が与えてくれています。それは幸せマンといいます。目に見えないからわからないけれど、いつもあなたのそばに寄り添って、あなたを守り、あなたが喜んだら一緒に喜んでくれます。世の中にはその幸せマンがいることを信じているひとと、信じていないひとがいます。幸せなひとというのは、その幸せマンを信じて、毎日幸せに気づいて、毎日幸せに感謝しているひとのことをいうのだよ」と。

決して「成績がよいから幸せ」だとか、「からだが強いから幸せ」だとか思わずに、「いつも幸せマンと一緒だと思っているひとが幸せなひとなのだよ」と教えてあげてください。

すると幸せになろうとするひとではなく、いつも幸せであろうとする大人に成長するでしょう。

その幸せなこころの波動のひとたちが、互いに引き寄せられて、他の人たちも幸せにしていきます。そして自分も幸せな人たちに囲まれて生きていくのです。

あとがき

私は一九五三年に神戸に生まれました。父の喘息の転地療養のため、すぐに奄美大島の沖永良部島に渡り、そこで少年時代を過ごしました。珊瑚礁の海は美しく、朝から夕方までずーっと海の中をもぐっていました。ときどき大きな石を拾ってきて、それを抱いて海底で坐禅を組んでいるような変わり者でした。

「あんたならやれる」が母親の口癖でした。父親は無口でいつもニコニコしていたのを覚えています。家が豆腐屋でしたから、幼稚園の頃から朝六時に起こされて、水をいっぱいに入れたバケツを両手にさげて、豆腐を旅館に配達していました。

高校の途中から関西の西宮に引っ越し、大学はマスコミ科へ入りました。将来はテレビの特派員か、キャスターを目指していたのです。

転機は大学の二年の終わりでした。中国から来た『針麻酔の奇跡』という映画を学生会館でやるから、一緒に観ないかと友人に誘われ、初めて鍼の存在を知ったのです。映画では、鍼灸治療で、その場で車椅子のひとを歩けるようにしたり、言葉が話せなかった子どもの声が出るようになったりします。数々の奇跡を見せつけられた私は、何が何でもあの奇跡が起こせる鍼灸師になりたいと思いました。

その映画では治療と共に、中国の医療制度の紹介もありました。中国では医師や医療施設が不足しているのもあって、医師はすべてが公務員で給料制になっており、一人の医師がひとつの村を担当していました。面白いことに、医師の給料はその月の患者さんの数によって決まるのです。そしてなんと、医師が国家から与えられる給料は、多くの患者さんを治療した医師の給料が一番低く、一人の患者も出さなかった医師の給料が一番高いというシステムになっているのです。日本は反対ですね。

仕事をしない医師が一番給料が高いとは、と感激しました。この制度こそ予防医学の重要性を示しています。日本に一番足りないのはこの予防医学なのだとの思いを持ったのです。

ちょうどその時期に、母親が胆石で入院していたので毎日のように見舞いに行っていました。待合室には座れないくらいのひとが待っています。その風景を見ながら、病院の待合室が無人になるような、予防医学のシステムを私が最初に日本でつくり上げてみようという決心をしました。

この無謀ともいえる行動は母親から「あんたならやれる」と子どもの頃口癖のように言われて

きたことと、中一のとき、クラブの顧問の先生から「ダイヤモンドはどんなに暗い部屋の片隅でも光り輝いている」という教えを受けたおかげだと今でも感謝しています。「俺はダイヤモンドになって世の中の苦しんでいるひとに光を輝きを与えるんだ」と思わせてくれた言葉だったからです。苦境に陥ったときにも「ダイヤモンドは暗い部屋の片隅の、この苦境でも光っているんだ」と自分を励ますこともできました。子どもの頃の言葉が、ここまでひとを支えてくれるのかと思います。

二年生が終わって三年生になるときに大学を辞めて、そのまま鍼灸学校へ入学したのです。これが予防医学に進むまでの私の軌跡です。

長くなりますが、私がこの本を書くに至った、真実を気づかされたり、励まされたりした、いろいろなひとの言葉を紹介したいと思います。

人体のリズムは天地の運行のリズムに合致しているときは健康であり、
合致しないときに病になる。

（鍼灸のテキスト）

ひとの治療は科学的な技術で行われると思っていた私は、この本でひとは何をするかではなく、天地自然のリズムに合う生き方、生活をすれば誰でも健康になるということを学び、その教えに感激しました。

信じるな　疑うな　確かめよ

（ヨガの師、沖正弘先生）

神戸で鍼灸院を開業していた頃、鍼灸をいくら極めても予防医学にはならず、毎日毎日患者さんの不摂生の後始末を自分がやっているような気がして、予防医学を学ぶ機会をうかがっていました。たまたま断食を奈良のお寺でしていた頃、同室のひとが、沖正弘先生の本を読んでいました。

それには「病気を治す治し方、病気が治る治し方、病気を治さない治し方」という文章があり、衝撃を受けました。病気を治さない、病気に焦点を当てない治し方がヨガの治し方であるという言葉に感動して、鍼灸院を閉じてヨガの修業生になり、当時のヨガの日本で最高の指導者だった沖正弘先生の静岡の三島の道場へ入門しました。

そのときに沖正弘先生の講義のあと、質疑応答があり、一人の入門生が「～の本にはこう書いてありましたが、沖先生はどう思われますか」と質問したのです。

するとその質問者は講演台まで呼ばれて、沖先生は質問者を「バカヤロー。ひとから得られた知識を、さも自分が考えたように言いやがって、このやろー」とこぶしで殴られたのです。

そして、皆に「情報というものは信じてはいかん。疑ってもいかん。自分の足で歩いて、自分の目で見て、自分でそれは真実かどうか確かめることをしなければ駄目だ。だから信じるな、疑うな、確かめろ」と教えられました。

それから情報を鵜呑みにすることはなくなりました。そして自分で実験し確かめた結果だけをひとに伝えようと決めたのです。似たような、お釈迦さんの言葉を紹介します。

「ただ信じるのではなく、自分自身で確かめなさい」

お釈迦さまはいつでもこのようにおっしゃいました。

一、ただ聞いたこと（神の言葉など）を判断の基準にしない

二、伝承、伝統、伝説を判断の基準にしない

三、見当や当てずっぽうなことを判断の基準にしない

四、聖典や古典を判断の基準にしない
五、理屈を判断の基準にしない
六、推論、推測を判断の基準にしない
七、うわべだけの考えを判断の基準にしない
八、自分の見解と同じということを判断の基準にしない
九、可能性を判断の基準にしない
十、語る人の偉大さ（師）を判断の基準にしない

〈増支部経典・カーラマスッタより〈Ashin Kelâsa師：解説、出村佳子：訳〉
http://www.j-theravada.net/dhamma/advice.htmlより抜粋〉

病、失敗、悩み、不本意は、そのひとの生き方の過ちを自然が教えてくれているのであり、それはそのひとの成長にとって必要不可欠である。

〈ヨガの授業前に唱和していたプリントより〉

沖正弘先生の道場は関東で、私は関西に住んでいますので関西のヨガの師匠を紹介してもらって、そこで九年間修業させてもらいました。そこでは毎回ヨガのレッスンの前に、プリントに書いてある文章を唱和するのですが、文章の中にこの言葉がありました。「病、失敗、悩み、不本意は、そのひとの成長に必要不可欠である」というところが大好きです。

症状は自然治癒力が病を治そうとしている治療行為である。
治療が完了したらそれはおのずと消える。冷静に経過させればよい。

（野口晴哉先生）

この言葉は、野口整体を創始された日本の整体の巨星・野口晴哉先生の言葉です。
なんという発想なのでしょう。すべての医療行為は症状を消すことにやっきになり、人々が症状におびえている今の時代に、症状そのものが治療行為であり、無理に人為的に止めてはならないというのです。特に風邪はからだの毒素を浄化し、ゆがみを真っ直ぐに整える最高の治療法であるといいます。
この思想が一人の日本人から発信されたことは、日本人の誇りです。

からだの設計にミスはない。からだは気持ちのよいことを求めている。
からだの気持ちのよいほうを選べばひとは誰でも健康になれる。

（橋本敬三先生）

これは九十八歳の天寿を全うされた仙台の医師で、操体法を考案された、橋本敬三先生の言葉です。操体法というのはからだのどこかに痛みがある場合、痛む方向とはまったく別の方向に自分で動かして、その動きに抵抗する力を治療するひとが少し加えたのち、ストンと脱力させて痛みを取る方法です。どんな痛みでも、痛くなく気持ちのよい方向があるはずだ、その方向を探して動いていけば、痛みは消える、という発想です。

自力整体も最初はこの方法をヒントにつくりました。生徒には動いて痛む場合、痛まない方向を探させ、その方向へ動くように指示しています。橋本先生はひとは痛む方向、苦しい方向へ頑張ると、その努力が実って楽になると思っているがそれは間違いだ。痛みから逃げるべきだ、といいます。

「苦あれば楽ありではなく、苦あれば苦が待っている」

これは私の言葉です。この言葉も素敵な言葉でしょう？

ここまで読んでくださってありがとうございます。ここにあげたほかにも、数々の言葉に励まされ、支えられてここまで来ました。しかし、私のやろうとする予防医学は、まだまだ根づいていません。医療費は年間三十兆円をはるかに超え、病院の待合室には多くのひとがひしめいています。そして薬の副作用で苦しんでいるひともいます。日本の全国民が病死ではなく、自然老衰で穏やかにあの世へ旅立つ日が来るまで、私は何度生まれ変わっても、予防医学を提唱し普及します。

皆さんも、自力整体整食法という予防医学をぜひ実践してください。

矢上予防医学研究所の案内

矢上予防医学研究所は遠隔地の方のために、通信教育で健康学習プログラムを提供しています。

２カ月に一度の『自力整体・整食・整心法通信』の発行と、自力整体、自律神経食事法（整食法)、二人整体、経絡治療、補助整体法、おかゆ合宿(滞留便排泄合宿)、ナビゲーター養成などの各種研修の案内を行っています。

通信教育を申し込まれる方は、郵便局で郵便振込用紙に「01190-0-65640 矢上裕」と書いて、年会費 3000 円を添えてお申し込みください。

奇数月の第一週に『自力整体・整食・整心法通信』を郵送します。また、この通信で上記の各種研修の募集をしています。

矢上予防医学研究所 提携施設

◎琵琶湖ペンションマキノ(滋賀県)　☎ 0740-27-0111

おかゆ合宿（滞留便排泄合宿）や自力整体・整食・整心法の研修などを行っています。

◎自力整体ビデオライブラリィー　協栄ビデオ(兵庫県)　☎ 0798-23-3635

カリキュラムが変わる春の４月と、秋の 10 月に、通信会員のために矢上裕の教室の授業をビデオに収録し、希望者に提供しています。妊婦のための安産自力整体などもあります。

◎ライ麦パン製造・発送　エーゲン(兵庫県)　☎ 0798-64-2359

滞留便を排泄する乳酸菌入りのライ麦パンを販売し、遠隔地の方へは発送しています。

◎低農薬玄米、納豆の製造販売　せりた(秋田県)　☎ 0185-45-2356

通信会員のために、秋田の農家に玄米や納豆の生産と、遠隔地への発送を依頼しています。

詳しくはホームページ　http://www17.ocn.ne.jp/~serita/

付録：自力整体レッスン・ナビゲーター・リスト

※各々の問い合わせ先は、各地の教室の紹介のみで、電話での病気相談は行っていません。
※予防医学指導士とは、矢上予防医学研究所にて予防医学研修を修了した予防医学アドバイザーのことです。

	教室所在地	電話番号	ナビゲーター氏名＆予防医学指導士
アメリカ	4104 east village dr mason oh 45040 USA	1-513-504-2319	堰ひろみ
イギリス	33 Augustus Way.Witham.Essex CM8.1HH. -UK	44-1376-511-206	成田実保子
カナダ	バンクーバー、リッチモンド、バーナリー	1-604-448-8854	松村敦子
北海道	札幌市西区琴似３条、西区２条	011-611-1877	杉村玲子
	北見市高栄西町	0157-25-3382	鈴木智子
青森県	八戸市	0178-25-9209	まついけいこ
岩手県	盛岡市本宮小幅	080-5227-7415	片石美伊子
	花巻市、北上市、盛岡市	090-4042-1282	早渡京子（予防医学指導士）
	遠野市、北上市、盛岡市上田	080-6030-2085	佐々木由紀子
秋田県	秋田市飯島新町	018-846-9479	齋藤弥生（予防医学指導士）
	秋田市土崎、泉、大町	080-5558-8021	野々村晴美
	大潟村	0185-45-2356	芹田妙子
福島県	須賀川市、郡山市	090-2274-0480	佐藤毅一郎
宮城県	気仙沼市	0226-22-0801	小山宗久
	仙台市泉中央、米ケ袋、住吉台、長町南	090-7663-5233	濱岡正光
群馬県	太田市、邑楽郡大泉町	0283-24-8583	石丸陽子
	太田市大原町	0277-20-4788	上野芳弘
	前橋市荒牧町、日吉町、文京町、高崎市榛名町	027-233-6215	関崎典子
	太田市新田木崎町	027-656-6318	中島美香
	高崎市片岡町、佐波郡玉村町	027-344-1582	新井久恵
	太田市	0284-41-6225	川原圭一郎・幸江
栃木県	足利市	0283-24-8583	石丸陽子
	宇都宮市若草、元今泉、西原町、五代、芳賀	090-1665-9080	岩村智恵
	宇都宮市鶴田町、不動前、塩谷郡高根沢町	028-647-0755	片山純子
	宇都宮市泉が丘、今泉、平出	028-661-2477	亀田靖子
	足利市家富町、大月町、佐野市小中町	0284-41-6225	川原圭一郎・幸江
	下野市医大前、下都賀郡壬生町	0282-86-3368	後藤節子
	宇都宮市若草、日光市文挟町、今市市	0288-27-1889	鈴木克代（予防医学指導士）
	日光市板橋	0288-27-1438	船生安子（予防医学指導士）
茨城県	土浦市、つくば市大穂、谷田部、稲敷郡阿見町	029-824-3820	阿部京子
	かすみがうら市稲吉	0299-59-6084	尾野宏子
	土浦市亀城プラザ、天川町、牛久市、守谷市、取手市、日立市	090-3502-6692	風間陽子
	つくば市二ノ宮、茎崎、龍ヶ崎市	080-1011-3720	田川こづえ
	土浦市木田余、つくば市竹園町、石岡市東町、牛久市中央	090-1659-5716	中村博美
	土浦市大畑、神立中央	029-832-2159	浪岡浩子
	土浦市神立、小美玉市竹原、石岡市大砂、行方市浜	029-827-0504	西本幸子

	教室所在地	電話番号	ナビゲーター氏名＆予防医学指導士
茨城県	鹿嶋市大野、鹿嶋市平井	0299-69-2739	早木和子
	土浦市白鳥町	029-831-9875	益子良江
	かすみがうら市宍倉	090-6181-0525	間山泰子
埼玉県	上尾市大谷本郷、藤波	090-4921-8280	新井美枝子、萩原直子
	さいたま市浦和区北浦和	080-1907-9066	甲斐弘香
	鳩ヶ谷市本町、坂下町、桜町	028-647-0755	片山純子
	蓮田市下蓮田	090-2533-1993	工藤仁美
	川越市、坂戸市、さいたま市、越谷市南越谷	049-233-4839	小林淑江・俊考
	北本市、鴻巣市本町	048-592-4436	佐藤由美子
	さいたま市緑区おぶさと、桜区大久保、西区指扇、蓮田市関山、北本市	048-873-7543	酒本博子
	越谷市、三郷市、草加市、八潮市、さいたま市	090-8311-4072	島袋朗、紀國なつみ、保坂花野
	熊谷市佐谷田、本石	090-7012-9732	関真由美
	上尾市藤波、大谷本郷	090-4608-9889	萩原直子、新井美枝子
	大宮	03-3269-9985	高科けんぽう
千葉県	東金市東岩崎、福俵、日吉台	0475-52-6017	石塚澄子
	松戸市	090-8311-4072	島袋朗、紀國なつみ、保坂花野
	千葉市中央区新宿、緑区、若葉区、BIG-S 千城台	043-295-7443	鈴木照子
	市川市南行徳、船橋市夏美、	090-1452-8233	鈴木裕子
	千葉市美浜区磯辺、中央区千葉港	090-4170-3331	田中千代
	東金市東新宿・ナホーラ	0475-55-2682	田中美由紀
	四街道市千代田、市原市惣社、海保、牛久	080-3410-2672	真栄城克子
	千葉市、市原市門前	0436-92-5851	真栄城啓吾
	木更津市、君津市	0438-22-4210	山崎康美
	松戸市	047-346-0206	田谷雅弘
東京都	新宿区早稲田	090-9369-4014	池口公治、山田加奈子
	府中市住吉町	042-364-6069	岡田由貴子
	多摩市聖蹟桜ヶ丘	042-371-9172	押見朋子
	武蔵野市吉祥寺、国分寺市、中野区	042-237-1457	神谷芳美
	多摩市鶴牧、八王子市松木	042-339-3029	小池麗子
	練馬区大泉学園、台東区、葛飾区金町	080-3488-8770	斎藤伸子（予防医学指導士）
	町田市森野	042-728-0878	櫻木五美
	八王子市横川町、南大沢、川口町、大和田町、絹ヶ丘、散田町	042-625-3232	佐野和美
	目黒区学芸大学、自由が丘	090-4672-6302	重本ちなみ
	八王子市子安町・子安市民センター	042-646-3303	柴山恵美子
	足立区	090-8311-4072	島袋朗、紀國なつみ、保坂花野
	町田市成瀬	090-1739-5222	鈴木ひろみ
	立川市幸町、JR 立川駅前	042-536-1273	関口素男
	神楽坂、神田、恵比寿、世田谷	03-3269-9985	高科けんぽう
	練馬区練馬、石神井、中村橋	03-3999-7433	田中幹子

	教室所在地	電話番号	ナビゲーター氏名&予防医学指導士
東京都	文京区本郷、大塚、大塚北、目白台	090-4179-0229	永正健三
	目黒区中目黒	03-3791-8936	西渕典子
	渋谷区千駄ヶ谷	090-9993-4865	本庄典子
	練馬区光が丘、板橋区上板橋、豊島区池袋、要町、港区青山、新宿区飯田橋、市谷	090-3067-3376	増田紘子
	杉並区高円寺	03-5373-7367	松嶋笑子
	町田市つくし野、原町田	046-293-7320	村上郁子
	西東京市田無南町	090-5502-2734	高橋三枝子
	杉並区高井戸	03-3331-4055	山田多津子
	大田区田園調布	03-3758-6749	房安百合子
	世田谷区砧、世田谷区祖師谷、狛江市	03-3749-6671	米岡勝久
	品川区大井町、世田谷区桜新町、駒沢	03-6273-2995	本村美恵子
	渋谷区千駄ヶ谷	090-9993-4865	本庄典子
	調布市	090-3312-9066	吉田裕子
神奈川県	相模原市並木、小田急相模原駅前	090-4205-3424	荒川百合子
	横浜市旭区	090-2300-0783	今西清美
	川崎市新百合ヶ丘	090-9369-4014	池口公治、山田加奈子
	秦野市渋沢	0463-87-4054	梅本愛子
	相模原市橋本、町田市成瀬、大和市つきみ野	090-1739-5222	鈴木ひろみ
	港北区新横浜、磯子区杉田	090-2425-7807	髙岡えい子
	逗子市小坪	046-871-6713	高野容子
	小田原市鴨宮、小田原駅前	0465-24-1830	戸辺裕子
	小田原市早川	0465-24-1830	戸辺容子
	鎌倉市大町、小町	0467-24-8425	仲澤美佐緒
	川崎市溝の口、横浜市あざみ野、大和市つきみ野	080-5084-5899	藤林優子
	横浜市藤が丘、大和市中央林間	046-293-7320	村上郁子
	大口、菊名、戸塚、青葉台、瀬谷、磯子	090-6569-4142	山本修子
	横浜市戸塚区、港南区、金沢区	070-6472-7182	横溝怜子
	逗子市、横須賀市長浦、田浦	046-861-2253	米田順子
	横浜市金沢区釜利谷西関ヶ谷、横須賀市本町	080-1106-8757	八下田和恵
	横浜市上永谷	045-841-9415	和田武宗
	横浜市金沢区釜利谷西	090-2451-8650	服部典子
	横浜市大口、中山、藤沢市本鵠沼、大鋸、茅ヶ崎駅前、鎌倉市植木	090-5799-4080	船津仁美
	横浜市港南台、上大岡、桜木町	045-663-7568	星野潤子
静岡県	浜松市北区初生町	053-436-4490	青木正子
	静岡市清水区	054-352-8147	朝倉千晶
	富士市	080-6945-3390（夜間のみ）	岩辺均

	教室所在地	電話番号	ナビゲーター氏名＆予防医学指導士
静岡県	浜松市新都田、常光町、八幡、磐田市見付	053-428-6931	坂本幸子（予防医学指導士）
	静岡市葵区	078-997-0067	海野る美
	伊豆市天城、JR伊豆の国狩野支所、伊豆の国市北江間、駿東郡長泉町	0558-87-1191	菊地美佐子
	静岡市清水区、葵区	080-3488-8770	斎藤伸子（予防医学指導士）
	静岡市葵区東草深町、末広町	054-252-4584	田中光子
	浜松市富塚町、成子町	053-482-0204	寺村きよ美
	焼津市下江留	054-622-8190	八木千恵子
長野県	上田市常入	0268-23-0171	佐藤淑江
	下高井郡木島平村	0269-82-3172	行方光子
	飯田市羽場町（宮下歯科医院内）	0265-24-0777	池田啓子
新潟県	妙高市	090-2404-3985	上嶋光江
富山県	黒部市犬山、堀切	0765-52-1933	稲田清美
	射水市、小矢部市	0766-67-0228	大沼　勝・明子
	富山市稲荷元町、黒崎、米田、新総曲輪、今泉、高岡市博労本町	076-433-5510	金木和香子（予防医学指導士）
	小矢部市後谷、五郎丸、埴生八表、高岡市下伏間江	0766-68-0563	藤本雅明
	高岡市、射水市、砺波市	090-2036-8579	吉田麗華（予防医学指導士）
	富山市有沢	076-491-4270	渡辺由美子
石川県	金沢市、河北郡津幡町	0766-67-0228	大沼　勝・明子
	金沢市武蔵町、十間町、香林坊、河北郡津幡町	090-3885-8713	杉田陽子
	羽咋郡志賀町矢蔵谷志賀の郷	0767-32-5566	萬澤妙香
	金沢市香林坊、羽咋群志賀町	0766-68-0563	藤本雅明
福井県	敦賀市市野々町	0770-22-6533	岩井順子
	敦賀市	0770-23-5046	藤川麻由美
岐阜県	本巣市	070-5657-8558	安達実保
	羽島市正木町	058-392-1971	虫賀正男
	可児市	0574-64-0276	神ノ川惟香子
	岐阜市日野、八代、栗野東、梅ヶ枝町、羽島群岐南町	090-8457-8855	林幸（予防医学指導士）
愛知県	豊橋市石巻町、野田町	090-2610-8507	鈴木香澄
	名古屋駅前	090-6330-1313	岩川智恵子
	東区、昭和区、守山区	052-795-4235	岩月麻里
	名古屋市栄、東別院、八事、名古屋大学前、名古屋駅	090-1861-6822	土田晶子
	宝飯群小坂井町宿光道寺、中野	0533-78-3748	橋本千春（予防医学指導士）
	豊田市猿投、梅坪、小原	0565-80-2038	畑　裕子
	常滑市、半田市	0569-34-4184	松本君代
	岡崎市藤川荒古	090-2927-2475	吉平美也子
	名古屋市南区道徳	052-691-5502	渡辺カリン
	江南市赤童子町桜通	0587-55-9395	渡邉百合子
	名古屋市名東区西山本通り	052-705-1337	井上景子
	名古屋市東区上竪杉町、昭和区鶴舞、守山区小幡	052-795-4366	岩月麻里

	教室所在地	電話番号	ナビゲーター氏名＆予防医学指導士
愛知県	名古屋駅前、小牧市、一ノ宮市、豊田市	0574-64-0276	神ノ川惟香子
	知多郡美浜町	080-5135-9711	古宇田陽子
	幡豆郡吉良町、碧南市、西尾市西ノ町、鶴城、安城市二本木町	090-5458-8294	藤井桂子
	東海市高横須賀町	0562-36-0680	北岡真朱美
三重県	紀宝町成川	0735-22-4183	岩上恵子
	桑名市新西方、希望が丘	0594-24-3294	加藤眞千世
	伊勢市船江、常照寺、修養団	0596-22-3226	杉山華乃美（予防医学指導士）
	鈴鹿市稲生、津市久居寺町	059-386-5458	田島紀代子
	伊賀市西部、名張市桔梗ヶ丘	0595-23-6129	松田昭子
	伊賀市上野	090-5892-5049	東野登志子（予防医学指導士）
	津市高茶屋、広明、一志、名張市	090-5856-3521	吉田富子
和歌山県	新宮市王子町	0735-22-4183	岩上恵子
	岩出市今中	0736-62-8732	髙尾三英子
	和歌山市、海南市、有田市	0737-88-6928	枠谷正子
京都府	京都市中京区六角、下京区、北区	070-5657-8558	安達実保
	京都市上京区、木津川市木津、城陽市寺田	0774-55-1282	伊藤由紀子
	京都市伏見区墨染	075-643-8688	遠藤昌子
	城陽市寺田、宇治田原町	090-7350-7259	川上文子（予防医学指導士）
	京都市丹波橋、大手筋、京都駅前、河原町、西大路四条、太秦、宇治三室戸	090-4294-3690	久保田素子（予防医学指導士）
	京都市丹波口、桂坂、桂駅西口	075-333-1297	中西睦子
	長岡京市長岡天神	090-3658-1655	福井千景
	綾部市位田町	0773-47-0575	山本朝子
	宇治市大久保、京都市西友山科店、ジャスコ洛南店	0774-21-3308	山口明代
	京都市上京区・京龍館、南区羅生門	075-417-1127	村上るり子
	京都市伏見区六地蔵、醍醐、山科区、宇治市	090-5892-5049	東野登志子（予防医学指導士）
	宇治市大久保町、京都市右京区西院	090-4902-2193	岩本知子
	京都市右東区鳴滝春木町	080-3111-4550	田中千秋
滋賀県	伊香郡余呉町	0749-86-3062	丹治より子
	犬上郡多賀町	090-2705-8163	中居あつ子
	彦根市	0749-42-4340	中村敦子
	東近江市五個荘金堂町	090-7765-5635	西村静枝
	犬上群豊郷町、彦根市	0749-48-1474	平尾沙恵
	大津市、草津市、蒲生郡竜王町	077-564-8121	山下真砂子
	高島市マキノ町	0740-27-0111	マキノ宿泊断食道場＆自力整体
大阪府	岸和田市春木、池田市室町、西宮北口	0798-64-8717	秋田畢飛山
	豊中市東豊中町、東泉丘、堺市新金岡町	090-9099-3588	秋山あゆみ（予防医学指導士）
	大阪市生野区今里、北区中崎	0797-71-9228	池永恭子

	教室所在地	電話番号	ナビゲーター氏名＆予防医学指導士
大阪府	貝塚市、高石市羽衣	072-464-7401	井上由美子
	JR 柏原駅前	090-4105-5596	大野みさ子
	和泉市、堺市、大阪狭山市	090-9113-4655	金谷千惠
	大阪市西成区、大阪狭山市	06-6653-4960	木村　要
	大阪市東成区玉造、中道、東淀区淡路	06-6977-1455	金　京子
	大阪市都島区、城東区、天王寺区	06-6921-2140	澤谷日彌子
	枚方市	072-898-2252	下野和子
	豊中市曽根駅前、曽根東町、庄内三和町、庄内幸町	06-6865-5052	白田はな子
	堺市新金岡、大阪市北区天六、十三、野中、上本町	06-6390-4448	辰野幸
	枚方市	090-6202-3478	谷郁子
	大阪市西淀川区柏里、淀川区加島	06-6472-2960	寺澤和代
	大阪市法円坂	06-6973-5445	なかがわみよこ
	大阪市真田山、浪速区池田市	090-9167-9648	西山利香
	吹田市、大阪市東淀川区豊里	090-3658-1655	福井千景
	大阪市北区中崎	090-9281-9504	別所りか
	交野市、茨木市庄栄、摂津市安威川、八尾市	06-6951-5625	槇得義文・淳子
	岸和田市、大東市住道	072-443-5069	三谷葉津子
	岸和田市岸和田浪切ホール、磯上町、東岸和田、泉南郡田尻町、リンクウ	080-1505-8897	坂口昌代
	高槻市	075-417-1127	村上るり子
	富田林市	090-9697-6975	矢追律子（予防医学指導士）
	大阪市東梅田	0798-57-5125	矢上裕（予防医学指導士）
	東大阪市下小阪	06-6720-5001	吉田惠美子
	枚方市京阪牧野駅前、JR 長尾駅前	090-6249-0487	吉松紀子
	東大阪市四条町	090-1593-6069	渡邊隆雄
	茨木市中津、高槻市昭和台、柳川、牧田	072-729-3734	渡辺君子
	堺市西区鳳	090-8885-5920	小倉里美
	豊能郡豊能町光風台、豊中市服部、南桜塚、池田市石橋	072-738-1821	佐藤淺子
	大阪市阿倍野区天王寺、和泉市信太山、北信太	072-271-4941	橋本恵子
	大阪市旭区	090-6321-4848	兵野寿江
	守口市・守口市民体育館	06-6996-0723	服部洋子
	三島郡島本町広瀬	075-961-1340	山川香子
	大阪市梅田	078-222-0087 090-5057-2446	松本正明
	吹田市山田西、出口町、大阪市此花区	06-6385-3160	氷室美耶子
	大阪市旭区千林	090-5892-5049	東野登志子（予防医学指導士）
	大阪市北花田、住吉	06-6606-6388	坂本伊代子
	茨木市美穂が丘	090-4648-0338	田原麻紀子
	大阪市谷六	070-5655-7069	山田香織
	西宮北口、甲子園	0798-64-8717	秋田暈飛山

	教室所在地	電話番号	ナビゲーター氏名&予防医学指導士
兵庫県	宝塚市宝塚南口、逆瀬川	0797-72-7388	飯間正巳、郁容
	宝塚市武庫山、西宮市阪神甲子園	0797-71-9228	池永恭子
	神戸市板宿	090-1719-2768	稲本陽穂
	芦屋市平田町、前田町、神戸市東灘区、大阪府堺市北区	090-2016-8207	いながきみき
	西宮市森下町、高松町、甲子園口、大社町、神戸市東灘区本山南町	090-1670-0871	植中優子
	神戸市長田区新長田、西区学園都市	078-997-0067	海野る美
	三田市	079-565-0776	岡本早苗（予防医学指導士）
	加古川市	079-427-5572	小西直美（予防医学指導士）
	神戸市長田区、兵庫区、尼崎市武庫之荘北、三木市	090-8207-0491	清水克易
	西宮市高須町、尼崎市	090-1294-8186	杉岡大輔
	三田市フラワータウン、三輪神社、神戸市北区岡場、鈴蘭台、長田区県立文化体育館、宝塚市市役所前	078-984-3227	高野謙一
	西宮市下大市東町	080-6185-1947	武居ミツ子（予防医学指導士）
	伊丹市	06-6390-4448	辰野幸
	神戸市須磨区友が丘、長田区池田	090-1143-8731	田中隆男
	川西市	072-759-6686	田部貴子
	加古川市野口町野口、姫路市武道館、三木市緑が丘町	090-6671-8460	時田信子
	小野市、高砂市荒井町小松原、曽根町	0794-62-7655	内藤須美子（予防医学指導士）
	姫路市白浜町、加古川市東加古川町、相生市旭、加古郡稲美町	090-4030-1110	名田路子
	芦屋市、西宮市苦楽園、神戸市東灘区青木	078-764-1980	本庄典子
	神戸市須磨区板宿、垂水区青山台	090-8791-4256	前田美香（予防医学指導士）
	姫路市西飾磨、神崎郡福崎町	090-8125-8769	松本智美
	明石市魚住町、加古川市平岡町、加古郡稲美町	079-495-0905	松下日富美
	神戸市東灘区住吉、西神中央、垂水区ジェームス山	078-997-6304	宮野恭子
	神戸市垂水区舞子駅前、狩口台、新長田駅南、名谷駅前	078-782-8677	森寺悦子
	西宮市森下町	0798-57-5125	矢上裕（予防医学指導士）
	神戸市元町通、西宮市里中町	0798-49-2798	山西政子
	神戸市垂水区狩口台	078-782-7148	横山シゲ子
	神戸市西神中央、伊川谷	090-6053-7438	若水順子
	神戸市長田区、東灘区住吉南町、御影中町、須磨区戎町	078-621-6111	和田陽子
	西宮塩瀬	072-729-3734	渡辺君子
	西宮市、尼崎市、神戸市六甲、新長田、東灘	078-222-0087 090-5057-2446	松本正明
	神戸市垂水区小束山、西区竜が岡、明石市西明石、西江井ヶ島	078-862-8829	新谷ますみ
	神戸市東灘区御影	080-3105-6352	柏木智子
	姫路市広畑区、網干区、新町、豊富町	090-9543-6153	桑原国人
	神戸市北区日の峰	078-583-1803	成本ひろみ

	教室所在地	電話番号	ナビゲーター氏名＆予防医学指導士
兵庫県	西宮市甲東園、甲武、西福町、宝塚市仁川	0798-52-6383	長谷川玲子
	姫路市田寺、延末、広畑区、網干区	079-298-1034	平尾青衣子
	小野市王子町、加古郡稲美町	090-3922-3688	古川泰子
	明石市大久保町松陰新田、大久保町わかば	090-8525-5221	横山知永子
	宝塚市中山寺会館、市営スポーツセンター、中山台クラレスポーツクラブ、カラカラテルメチボリスポーツクラブ、尼崎市武庫之荘北会館	0797-87-5519	鷲見淑子（予防医学指導士）
	姫路市白浜町	090-5167-7437	川崎説子
	西宮市高松町、門戸厄神、甲子園口	090-2113-1355	高橋芳孝
	芦屋市	0797-22-7009	藪本朱美
	神戸市須磨区、中央区	078-796-1300	橋本球枝
奈良県	天理市二階堂、橿原市橿原、岡寺、宇陀市榛原	090-7350-7259	川上文子（予防医学指導士）
	香芝市	06-6653-4960	木村要
	大和郡山市長安寺町	0743-56-3763	坪内純子
	磯城郡田原本町	090-4030-1110	名田路子
	生駒市壱分町	090-9165-9153	林　里奈
	生駒郡	06-6720-5001	吉田惠美子
	JR 奈良駅前	0742-71-8515	本多幸代
岡山県	岡山市一宮、高松、旭東、当新田、萓野、御津、建部、赤磐市西山	0867-24-1670	山本安美
広島県	東広島市西条町、高屋町、広島市東区温品町、安芸町福田、中区八丁堀	082-434-5005	豊柴博文
	福山市東川口町、西町	090-7893-1686	濱上恵美
	広島市西区井口、井口鈴が台	082-277-3109	平田千恵子
	広島市中区、呉市広オークアリーナ、呉駅前ビューポイント、警固屋支所、ペアーレ宝町	0823-23-5088	金光富士子
	広島市中区、呉市新宮町、焼山、安芸郡海田町	0823-34-0671	平野慶子
	呉市海岸１丁目、広島市南区東青崎	0823-21-4323	岩下善二
	福山市加茂公民館、東川口公民館、緑ヶ丘公民館、蔵王公民館	084-921-6828	桑原琴路
山口県	下関市豊浦町川棚、生野豊洋台	090-9134-9969	武井利恵子（予防医学指導士）
	下関市唐戸町	083-252-2540	松本公子
鳥取県	米子市彦名町、錦町	090-4698-1997	福留陽子
	鳥取市、倉吉市	0857-24-3430	中嶋早苗
愛媛県	西条市禎瑞、福武	0897-55-6304	菊池ひとみ
	宇和島市新町	0895-25-4051	土居生依
	松山市南久米町	089-982-6272	長尾明子
	伊予郡砥部町、松山市宮西	090-9453-3900	丸山弘美
	松山市新玉公民館、伊予市中央公民館	089-951-6634	三好佳子
	松山市持田町、本町、古川、南梅本町、鷹ノ子町、東温市	089-935-4133	村上真智子（予防医学指導士）
	新居浜市高木町、徳常町	0897-34-1162	森　冨美子
	伊予郡砥部町、松前町、松山市大手町、宮西、本町、古三津町、衣山、森松町、松山駅前、古町駅前	090-8287-5990	森岡泰子

	教室所在地	電話番号	ナビゲーター氏名＆予防医学指導士
愛媛県	松山市本町、久米、伊予市中山、東温市下林、ツインドーム	090-4970-3386	山野愛子
	宇和島市津島町、住吉町	0895-32-2935	和田元義（予防医学指導士）
	今治市南宝来町、西条市神拝甲	0897-57-7038	渡辺栄子
	松山市東垣生、伊予市中村、伊予市創生館	089-982-4574	戸田千穂
徳島県	徳島市	090-9554-0878	豊田明美
	徳島市上八万町、八万中央、応神、田宮、北井上	090-7570-7721	森口登志子
	徳島市、阿南市、吉野川市、名西郡神山町	088-676-1040	赤星京子
香川県	仲多度郡多度津町、丸亀市	090-4339-9984	大塚眞知子
	高松市上天神、屋島西町、綾川町	090-3784-3353	尾崎美砂子
	高松市古新町、浜ノ町、番町、丸亀市塩飽町	090-6288-8378	中村幸子
	仲多度郡まんのう町	090-4333-6261	西川幸子
高知県	高知市高須新町、南国市片山	088-885-1070	森部侑恵
	高知市大津、高須、浜改、一宮、初月	088-865-2870	岡田寿美子
福岡県	筑後市尾島、羽犬塚	090-4105-5596	大野みさ子
	福岡市南区大橋、中央区天神アクロス	090-9726-5405	木原まつこ
	筑紫郡那珂川町	090-7535-9118	相良智津子
	北九州市門司	0979-24-1503	高松恭子（予防医学指導士）
	福岡市南区大橋、博多区川端、春日市昇町、小郡市三国	090-9474-5404	田中弦子
	福岡市中央区天神、博多区川端、大野城市	090-7987-3792	中村佳津子
	糸島郡二丈町	092-326-5007	結城千秋
	宗像市日の里	080-5265-5674	和田奈穂子
	福岡市早良区南庄	090-9621-5868	金子恵子
	久留米市江戸屋敷、諏訪野町	0942-34-7949	福嶌多美子
	福岡市桧原、柏原	092-567-0810	真如貴代
大分県	大分市日岡、南大分、公園通り西、別府市上田の湯	090-2397-6171	塩月邦洋（予防医学指導士）
	中津市、日田市、備後高田市真玉	0979-24-1503	高松恭子（予防医学指導士）
	佐伯、畑野浦	0972-43-3414	武中栄子
熊本県	菊陽町光の森	090-8354-0877	亀井弘子
	天草市本渡北、本渡南、佐伊津町、本町	090-8390-9584	濱洲大心
宮崎県	宮崎市大淀、鶴島	0985-24-9912	葛原知子
	宮崎市宮交シティ	0985-58-0060	西田幹子
鹿児島県	鹿児島市谷山、日置市日吉町、吹上町	099-296-4984	嘉数進
	鹿児島市西田、田上台	099-264-5646	南スミ子
	霧島市国分向花	080-5214-5897	山元とも子
	沖永良部島知名町	0997-93-4706	沖野マスノ
沖縄県	島尻郡南風原町	090-1943-2297	中村さとみ
	那覇市首里石嶺町、繁多川	090-9571-5933	宮城末子
	那覇市、宜野湾市	098-886-2175	金城美代子

矢上　裕（やがみ　ゆう）

1953年、奄美大島生まれ。関西学院大学2年のとき、予防医学の重要性に目覚めて中退し、鍼灸の道に進む。鍼灸院開業中、自力で経絡を調整する「自力整体・整食・整心法」の原型である経絡調整体操を考案する。その後ヨガ、断食、整体を学び「自力整体・整食・整心法」を完成。現在、関西でその指導に従事している。また遠隔地の人のために通信誌「自力整体整食整心法通信」を発行し、研修や合宿などを定期的に行っている。「矢上予防医学研究所」所長。

著書に『自力整体』『自力整体整食法』『自力整体脱力法』『DVDで覚える自力整体』『自力整体の真髄』『DVD付キレイにやせる自力整体』（以上、新星出版）、『足腰、ひざの痛みを治す　自力整体法』（農文協）、『女性のための自力整体―からだあったかおなかすっきり』（永岡書店）、『自力整体 浄化ダイエット』（PHP研究所）ほか多数。

自力整体

矢上裕の「からだの本音」

ありのままの自分を輝かせる言葉

2008年11月25日　第1刷発行

著　者　**矢上　裕**

発行者　**島影　透**

発行所　**株式会社サンガ**

〒101-0052

東京都千代田区神田小川町3-28

電　話　03（6273）2181

ＦＡＸ　03（6273）2182

ホームページ　http://www.samgha.co.jp/

郵便振替　02230-0-49885（株）サンガ

印刷・製本　**モリモト印刷株式会社**

Printed and Bounded in Japan

ISBN978-4-904507-02-5 C0077

サンガの本　好評発売中

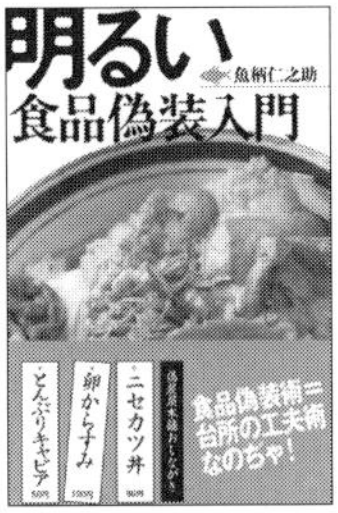

ISBN978-4-901679-93-0

明るい食品偽装入門

食品偽装術＝台所の工夫術

昨今、食品偽装→悪者といった犯人捜しにマスコミはやっきになっておるようです。そりゃ、イカンことだわな。だが、家庭の台所であの手この手を駆使すれば、いわゆる「本物」でなくても、「えっ‼」とのけぞるくらいの美味を安くゲットできるのです。

魚柄仁之助 著　1、600円(税別)

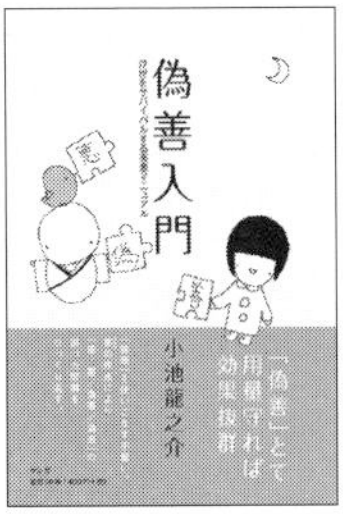

ISBN978-4-901679-91-6

偽善入門

浮き世をサバイバルする善悪マニュアル

小池龍之介 著　1、400円(税別)

「偽善」とて用量守れば効果抜群

「善悪」を使いこなす手習い。業の視点により「善／悪／偽善／偽悪」の誤った常識をひっくり返す。

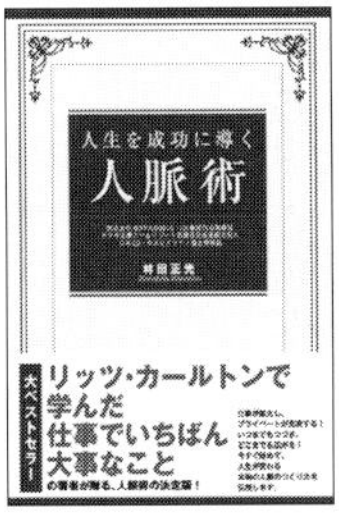

ISBN978-4-901679-94-7

人生を成功に導く　人脈術

林田正光 著　1、450円(税別)

大ベストセラー

『リッツ・カールトンで学んだ仕事でいちばん大事なこと』の著者が贈る、人脈術の決定版！

仕事が拡大し、プライベートが充実する！　いつまでもつづき、どこまでも広がる！　今すぐ始めて、人生が変わる、本物の人脈のつくり方を伝授します。

（2008.11）